El peso que más pesa

Mariana den Hollander Miranda

DEDICATORIA:

Para Tía Isabel, a quien siempre le he dedicado mi libro. A mami y Ana Marta. Mis madres, mi trinidad.

AGRADECIMIENTOS

A Daddy, por enseñarme lo que significa el amor incondicional y un poco más.

A Tevi, Irene y Nico por ese amor y complicidad que nos une.

A Silvia Rodríguez por creer en este proyecto y ser su madrina, amiga y un poco más.

A Sven, por tu luz y gracia para caminar esta tierra.

A mi editora, Erika Wrede, por recordarme para quién escribo. El universo confabuló y me trajo a vos.

A Catalina Brenes, por su arte, por leerme y representarme.

A Valeria y Shari, por ayudarme a sumar inclusión y diversidad al libro.

ÍNDICE

PRÓLOGO

Querida Mariana de 22:

Te habla tu Mariana adulta veinte años más adelante y desde Bruselas, donde hoy vives. Estoy aquí para decirte que vas a encontrar el amor con tu cuerpo y contigo misma y será como un acto de magia, porque no vas a tener que hacer una dieta, ni encontrar al hombre de tu vida, ni ganarte la lotería. Serás una mujer exitosa que va a vivir su vida de acuerdo a sus reglas y tu mayor meta será siempre tu felicidad y tu libertad. ¿Lo puedes creer? Vas a vivir en muchos países, te van a romper el corazón mil veces y sucederán miles de cosas muy dolorosas que te harán crecer y convertirte en una mujer fuerte y maravillosa. Como esas mujeres de las novelas que lees de Isabel Allende y Marcela Serrano.

Quiero que sepas que vas a publicar libros, vas a creer en ti misma y vas a aprender a casarte contigo misma antes que con cualquier pareja. También te cuento que vas a adelgazar y, para cuando pierdas ese peso físico, te vas a dar cuenta de que no era tan emocionante como creías, tu vida casi no va a cambiar, y más importante aún, cuando seas delgada y recibas toda esa admiración externa y sobre tu cuerpo, no va a significar mucho para ti. Vas a ligar más, sí, pero no encontrarás la conexión que tanto añoras con una pareja. Además vas a aprender a manejar tu ansiedad a medida que vayas trabajando todos esos temas de tu vida que tanto te preocupan y te frustran. La ansiedad irá cediendo cuando vayas aprendiendo a darte a ti misma ese amor y entendimiento que tanto necesitas. La ansiedad va a ceder, tranquila. Solo ten paciencia y sigue tu camino.

Te cuento que para el año 2020 existirá un movimiento llamado Body Positivity, que para ti ahorita es completamente desconocido. Habrá chicas con cuerpos tan gordos como el tuyo, o más, dando clases de yoga en licras y modelos alucinantemente bellas de tallas arriba de 22 o más allá de XXL. Existirán cuentas en Internet que promoverán el amor a nuestro cuerpo tal cual es y modelos que se dedicarán a enseñar cómo el mundo del Photoshop, la moda y el mercadeo alteran y promueven estándares de belleza irreales. Y lo que no vas a creer: casas de alta moda comenzarán a diseñar ropa para mujeres de tu tamaño. Los tiempos cambiarán y llegará el día en que no serás la única mujer en cuerpo grande que aprenderá a amarse.

Ah, y alístate, porque también se viene todo un reconocimiento de representación y respeto a personas LGBTQI. Habrá una revolución de conciencia y parejas del mismo sexo que podrán casarse, y además las personas podrán escoger el género que las representa. Se viene consciencia y lucha feminista alrededor del mundo y, poco a poco, los derechos de las mujeres serán reconocidos un poquito más y la violencia contra la mujer será menos aceptada y mucho más condenada.

Se viene mucha vida, Mariana. Vas a seguir el consejo de mami de siempre buscar ayuda cuando sientes que tienes mucho entre manos. Buscarás terapia y aprenderás a convertir tu amor propio y trabajo con tu historia y tu dolor, en tu carrera de vida. Estate tranquila que lo harás maravillosamente.

Con amor,

Tú

CAPÍTULO 1

INTRODUCCIÓN

Lo que más me avergüenza en la vida es haber engordado y eso significa que:

1. *Mi cuerpo es asqueroso.*
2. *Me veo asquerosa desnuda.*
3. *A los hombres no les gusta cómo me veo.*
4. *No soy disciplinada.*
5. *Soy una vagabunda.*
6. *Nunca formaré una familia.*
7. *Estoy desperdiciando mis mejores años por ser gorda.*
8. *No me merezco buen sexo.*
9. *Nunca seré aceptada.*
10. *Me avergüenzo de mí misma.*
11. *No merezco ser feliz.*

Me llamo Mariana den Hollander Miranda y he vivido gran parte de mi vida teniendo estos pensamientos sobre mí misma. La vergüenza que engordar me ha producido ha sido mi secreto más profundo y doloroso. Lo que más frustración, enojo, tristeza y lágrimas me ha causado.

He visto cómo personas de todo el mundo comparten muchos de estos sentimientos conmigo. Siempre pensé que estaba sola con ellos, y desde que me abrí a hablar sobre este problema, me he dado cuenta de que definitivamente no estoy sola. Lo que ha sido más asombroso para mí fue descubrir que lo que llamaríamos "mujeres tipo modelos" tienen estos mismos pensamientos sobre sí mismas. Esto me ha atormentado por largo tiempo: las mujeres a las que yo me he querido parecer piensan lo mismo que yo pienso sobre mí. ¿Piensan que son feas o que no son lo suficientemente bonitas? ¿Cómo es posible?

Tengo una amiga en particular que me viene a la mente. Es alta, delgada y tiene una cara hermosa. Realmente una mujer que hace girar cabezas al pasar. Y es la persona más estresada que conozco en cuanto a su peso. Si engorda un kilo se vuelve loca. Vive en lo que yo veo como una dieta de por vida. Apunta a diario lo que come en unas tarjetas que lleva en su bolso. Recuerdo que una vez, al verla apuntar lo que estaba comiendo, pensé que algo erróneo estaba pasando en el mundo si incluso mujeres como ella tenían que preocuparse así por el peso. Ella nunca había estado gorda, ni siquiera cerca. Sin embargo, se obsesionaba y se preocupaba para así prevenir los mismos pensamientos que yo tengo sobre mí misma. Básicamente, vivía lo mismo que yo. El mismo infierno. Y si soy 100% honesta, creo que mi amiga sufre de ortorexia, pero es que ¿saben lo que me estoy dando cuenta? Creo que de todas las mujeres que conozco de mi edad en Costa Rica, incluyendo a amigas de otros países latinos, solo conozco a una que come libremente y en paz. Es casi como si lo normal aquí fuera tener algún grado de trastorno alimenticio.

He luchado conmigo misma para no ser así. Juré que nunca llegaría a ese extremo aunque fuera la mujer más enorme del mundo. ¿A quién estaba tratando de engañar? Ella y yo éramos el reflejo de la otra, aunque su cuerpo fuera más pequeño que el mío.

He descubierto que estamos tratando de arreglar el problema al revés. Si el problema es el "sobrepeso", ¿por qué la industria de control de peso crece sin arreglar el problema y los índices de sobrepeso mundiales suben a una velocidad atroz? Por el contrario, las estadísticas muestran un crecimiento en los trastornos alimenticios y suicidios, sobre todo en niñas y jóvenes.

He probado todas las dietas que hay. Regímenes que incluyen ayuda psicológica junto con una dieta y plan de ejercicios. He probado la meditación, buscando mi propia aceptación, y sencillamente nada me servía. Algo me faltaba. Como una tuerca que no quería encajar.

Hoy soy el sueño de la mujer que siempre quise ser. Fue una gran liberación darme cuenta de que lo que me pasaba no tenía nada que ver con el peso. Encontré una manera de tener felicidad. En todos los aspectos de mi vida ha habido una transformación: relaciones, trabajo, amistades, imagen de cuerpo, energía. ¡Todo!

No estoy diciendo que la gente no debería perder peso o que esté en contra de perder peso. Yo creo en ser feliz hoy, y este libro se trata de cómo perdí el peso que yo sentía que me estaba matando: el peso de los pensamientos que me decían que con el cuerpo que tenía jamás podría ser feliz. Lo que hoy sé de mí misma y de cómo mi mente trabaja es lo que quiero compartir contigo. Siento que lo que he descubierto en este tiempo sobre mis problemas con mi cuerpo puede servir como una herramienta a otros. A través de mi búsqueda supe que hay muy poca ayuda para el dolor real de sentirse fea, de no ser suficiente, de los trastornos alimenticios y la obsesión por la imagen.

Quiero compartir contigo cómo he indagado en mis pensamientos sobre todos estos sentimientos. Es lo que a mí más me dolió y de donde puedo hablar con el corazón. Sin embargo, soy muy consciente de que lo que más me dolía era el sentirme muy sola. Creo que mi historia puede acompañar a cualquier persona que sienta que no encaja, que tiene preferencias sexuales que no sean la norma heterosexual o cuya historia familiar le pese o avergüence. Para cualquiera que esté aislado o se sienta así, sentirnos solos es devastador y nadie debería creer que su dolor es único. Somos muchos en el planeta, y estamos conectados.

Tal vez seguir una dieta y un plan de ejercicios sea todo lo que otros necesiten para ser feliz. Yo sabía que para mí las dietas no eran la solución. Las dietas no eliminaban mi dolor. Eliminaban la grasa de mi cuerpo, pero el dolor se quedaba conmigo. Seguía sintiendo que algo no estaba bien. Hubo varias veces en que perdí peso y las dietas adelgazaban mi cuerpo, pero el dolor seguía vivo y me llevaba de vuelta a la línea de pensamientos que me hacían sentirme menos, comer y ganar el peso que había perdido. Un ciclo interminable que solo me causaba más ansiedad y depresión. Seguí probando dietas porque el mundo me decía que ese era el modo de hacerlo. Sin embargo, encontré un método que a mí me funcionó. Una manera en la que todo lo que tengo que hacer es responder con honestidad a unas preguntas y mi vida entera puede dar un giro total. Convertirse en una vida dulce y llena de amor.

Conozco el dolor de pensar: "Nunca seré lo suficientemente buena hasta que pierda peso...", "Debería cubrirme el trasero con una blusa más grande...", "Espero que él no me vea desnuda cuando encienda la luz...", "Desearía tener el cuerpo de ella...", "Mi nariz es muy grande...", "Mis piernas son muy flacas". Conozco el dolor de levantarse en las mañanas, verse al espejo y odiar lo que se ve. Sé que este problema es enorme. Es casi invisible, intocable y está en todos lados. No importa la edad, nacionalidad, etnia o religión. No importa si pesas 40 o 150 kilos. Un cambio fue posible para mí. Ahora tengo una manera de entender estos pensamientos. Ya no me hieren. Y cuando aparecen, sé que cuento con la herramienta para verlos con entendimiento, y el dolor siempre cesa. *Hay una manera.*

CAPÍTULO 2

MI HISTORIA CON EL PESO

Es difícil escoger qué contar sobre mi vida. Probablemente lo que tiene más sentido es comenzar por mi historia con el peso, la comida y los trastornos alimenticios. Por supuesto que va ligada a mi historia de vida. Más adelante comparto otros aspectos que han estado directamente relacionados con mi bulimia y mi obsesión con la comida y la imagen: mis relaciones amorosas, historia familiar y traumas.

En mi casa siempre se comió el arroz con pedazos de cebolla y chile dulce y nunca cuestioné su sabor. Nací y viví en Costa Rica hasta los nueve años. Allá, todo se acompaña con arroz, desde una crema de mariscos hasta una lasaña. Cuando era pequeña y comía en casa de mis amigas, siempre había llantos cuando se les obligaba a comer pedazos de chile dulce, cebolla o ajo en el plato. A mí eso no me pasaba, nunca tuve problemas de rechazar ciertos alimentos, y era muy fácil alimentarme. Recuerdo perfectamente vivir la vida en las calles de mi barrio jugando desde la mañana hasta la tarde con dos molestas pausas: el almuerzo y la cena. Aunque me encantaba atiborrarme de dulces en las fiestas de cumpleaños y ganar en las piñatas cogiendo más dulces que nadie, para mí la comida era solo comida.

Cuando yo tenía nueve años, mi mamá conoció a Gert, mi papá, y se casó con él. Planearon un viaje a Holanda para que mi mamá conociera a sus suegros holandeses, y también planearon hacer una parada por Barcelona y Tarragona para que mi mamá viera a su madre y hermanos que vivían allá. Decidieron llevar con ellos a mis hermanos Esteban e Irene, que aún eran pequeños, pero los profesores de mi escuela les recomendaron que yo me quedara en Costa Rica para no faltar durante dos meses a las clases de tercer grado. Así que mi mamá me dejó con mi papá biológico por esos meses mientras ellos hacían su viaje.

Mi papa biológico y yo nunca habíamos compartido un hogar. Él me había llevado varias veces a paseos de la playa con sus amigos artistas y pachangueros, pero nunca habíamos vivido juntos. También había convivido mucho con su novia (y después esposa) Anabelle y sus hijos, a quienes yo quería muchísimo, pero de pasar fines de semana juntos a vivir sola con él en su todavía apartamento de soltero, había una gran diferencia. Para mí fue un gran cambio: casa nueva, barrio nuevo, horarios nuevos, y recuerdo estar siempre muy ansiosa. Además, aunque entendía que tenía que quedarme en Costa Rica, sentía como si me hubiesen abandonado. Era la primera vez que me alejaba de mi mamá y mis hermanos, y me sentía insegura. Yo era una de esas niñas que continuamente buscan atención y actividades para entretenerse, y en esa época aún más, ya que mi ansiedad y tristeza me ponían extra activa. Mis notas en la escuela bajaron muchísimo, los profesores se quejaban de mí y mi ansiedad se disparó.

Los adultos comenzaron a darme de comer para calmarme. Como mi papá nunca había vivido conmigo, creo que su método de usar la comida como respuesta fue lo único que se le ocurrió. Además era un excelente cocinero, le encantaba cocinar y recibir a gente en su casa. Las galletas, el helado del señor de los helados, los ceviches, los chicharrones... Y de repente, comer pasó a ser divertido. Era como montar en bici o jugar al escondite. Claramente recuerdo que pasé de ser una niña a la que nunca le importó la comida, a disfrutarla y desearla. Recibí comentarios de mi papá y sus amigos de que estaba subiendo de peso. Como era una niña muy delgada estos comentarios solo eran divertidos y hasta me hacían sentir orgullosa, viniendo de mi papá. En ese momento no me afectaron, pero ahora tengo claro que esos comentarios eran totalmente inaceptables.

En esa etapa tuve una amiga que vivía en la misma calle y que era gordita. Vivía con su mamá y tías, y la mantenían a dieta permanentemente. Como mi papá trabajaba durante el día, el bus escolar me dejaba en casa de esta amiguita, y sus tías y madre me cuidaban hasta las cinco de la tarde. Pasaba todas las tardes de la semana con ellas, y recuerdo cómo continuamente le daban a mi amiguita remedios naturales y té para adelgazar. Una cosa que me asombraba era que uno de estos tés se suponía que hacía a mi amiga orinar grasa. ¡¿Orinar grasa?! Yo no me podía creer semejante idea, y le pedía que tomase mucha agua una y otra vez para que me mostrase su pis. Desafortunadamente, nunca vimos la grasa.

Un día en que las madres estaban en la calle contándose sus cosas, una de ellas me dijo que tenía que tener cuidado con la comida porque si no terminaría igual de gorda que mi amiga. Me asusté muchísimo, y no porque no me quisiera parecer a ella, sino porque veía cuánto sufría con los comentarios de la gente, las dietas interminables y su vida secreta de tenerme de recadera para ir a comprarle cosas ricas a la tienda. ¡Yo no quería eso!

Después de ese período con mi papá, me mudé a Nicaragua con mi familia. Todavía no había cumplido los diez años, y después de tres o cuatro meses de vivir sin ellos, era un descanso volver a convivir con mi madre, mis hermanos y mi nuevo padre. Había subido varios kilos y mi mamá me metió en clases de gimnasia para que perdiera el peso ganado. No recuerdo tener ningún problema con mi cuerpo. Disfruté las lecciones y, según parece, perdí el peso que todos creían necesitaba perder. Continué siendo una niña feliz y asilvestrada.

El año después de esta mudanza, mi cuerpo comenzó a cambiar. La gente empezó a hacer comentarios sobre mi apariencia: amigos de la familia decían que iba a ser "matadora". Una vez, una mamá del vecindario me dijo delante de todos los niños que debía pedirle a mi mamá que me comprara un sujetador. Ellos se echaron inmediatamente a reír. La mayoría eran chicos y recuerdo cómo este comentario me avergonzó y enojó. Todo eso me hacía sentir rara e incómoda. Era más alta que las demás, y definitivamente mi cuerpo estaba más desarrollado que el de las niñas de mi clase.

Recuerdo que una vez mi familia y unos amigos de mis padres fuimos a la playa durante una semana. Mis papás nos criaron para sentirnos niños muy libres en nuestra propia piel, y todos los niños nos duchábamos desnudos en un pozo enfrente de la casa. Por aquel entonces la única señal de madurez femenina que tenía mi cuerpo con apenas diez años eran unos pechos pequeños que todavía podían ser confundidos por grasa de niña. Mis padres no veían este acto inapropiado, y por supuesto que yo tampoco. Una de esas veces nos estábamos duchando y divirtiéndonos cuando volví mi cara y vi a un amigo de mis padres mirándonos. Cuando realmente le puse atención, me di cuenta de que me estaba observando a mí. Era una cara que yo no podía reconocer. Era nueva para mí, y me asustó. Es una de esas miradas que incomodan a cualquier mujer adulta y que ninguna niña jamás debería tener que soportar, y menos de un adulto cercano a la familia, con quien se supone que estamos seguros. Inmediatamente dejé al resto de los niños y me fui a cubrir. Creo que fue la primera vez que sentí que tenía que cubrir mi cuerpo para no atraer ese tipo de miradas. Por supuesto que hoy soy muy consciente de ello y debería habérselo dicho a mi madre en ese entonces, porque esa mirada me persiguió durante muchos años de mi vida.

Unos meses más tarde, caminaba con mi mamá a una fiesta de mi escuela, cuando un hombre me gritó ciertas palabras desde una construcción. Ella se puso furiosa y le gritó: "¡Solo tiene diez años!" y el hombre le respondió: "No importa". Mi mamá caminó furiosa mientras yo me sentía completamente avergonzada. De alguna manera, creí que aquello era culpa mía. Lo que en aquel momento pensaba era algo así como: *Fue mi cuerpo el que creó esa escena horrible.* Después de estos episodios y otros más, recuerdo claramente sentir pena de mi cuerpo. Sentir que había algo malo con mi apariencia y que había que cubrirlo. No lo entendía muy bien, ni lo verbalizaba, solo sabía que la culpable era yo.

Por otro lado, sí recuerdo cómo el comenzar a tener senos y a desarrollar mis caderas atraía las miradas de los chicos mayores de la escuela que sí quería que me vieran con admiración, sobre todo los de secundaria. ¡Era un tiempo tan confuso! Por un lado, este cuerpo causaba vergüenza y dolores de cabeza, y por otro lado me ayudaba a tener la admiración de los que sí quería que me vieran. ¡Qué confusión!

Algún tiempo después, en una cita médica, el doctor le dijo a mi mamá que yo tenía dos kilos extra del peso normal para las niñas de mi edad. Fue severo conmigo e insistió en que tenía que perder esos dos kilos. Nos dijo que aquello no era normal, y recuerdo lo doloroso y vergonzoso que fue para mí. Después de esta visita, entré en guerra con mi cuerpo y al mismo tiempo caí en una relación de amor-odio con la comida. Es impresionante hoy pensar en cómo una niña de doce años ya era obligada por un doctor enojado a verse a sí misma como imperfecta. Y es que quiero que quede claro, yo estaba dos kilos más arriba del peso normal para mi edad, pero a los trece años ya tenía el tamaño que iba a tener toda mi vida. Y por otro lado pienso que si un doctor tiene que hablar con un paciente sobre su peso, más le vale tener la decencia de hablar con paz a la hora de hacerle comentarios sobre su cuerpo. En todo caso, si estaba enojado, que me mandaran fuera y hablara directamente con la adulta, mi madre. Pero jamás echarme a mí con mis doce años un sentimiento de culpa y responsabilidad que me marcaron de por vida por ser él una figura de autoridad tan poderosa.

Regresamos a vivir a Costa Rica unos meses después. De ahí en adelante, todo empeoró. Entré en una escuela privada muy de moda con niños, ambiente y profesores muy nuevos para mí. Las reglas sociales de esta escuela eran muy estrictas y yo no tenía ni idea de que este mundo existía. Llegué en mitad del año escolar, con un acento extraño y una actitud y unas ropas que allí no encajaban. Yo provengo de una familia progresista, donde la clase social y las cosas materiales no se consideran importantes. Para decirlo más claramente, mis papás eran medio hippies, aunque gracias al trabajo de mi padre, teníamos una vida sumamente cómoda. De repente me encontré en una escuela donde todos los niños usaban ropas caras de marca y discriminaban a los niños que no vestían igual. En esta escuela las niñas asistían a clases de ballet y los niños, a karate. Recuerdo que las niñas usaban unas zapatillas de deporte que tenían una marquita azul en la parte de atrás del zapato. Era como el uniforme. Un día, una de ellas me preguntó que cómo era posible que yo no tuviera esos zapatos también. En esa etapa me sentí como una completa extraterrestre, sola, fuera de lugar y fea, así que comencé a comer desesperadamente. Todos los días después de la escuela compraba comida chatarra, y aún recuerdo cómo disfrutaba saboreando unas patatas fritas. Esto era como un ritual diario. Lo salado, lo dulce, el sabor... En cuanto me sentaba en mi cama o frente a la televisión con algo rico, disfrutaba de mi momento de paz: sin juicios, sin miradas, sin pasos de ballet o marcas de jeans. En aquel momento yo todavía no lo sabía, pero la comida se había convertido en mi refugio. Durante medio año no encajé en esta escuela y comencé a subir de peso muy rápidamente. Los niños lo notaron y empezaron a molestarme por ello, lo que me causaba más dolor y vergüenza.

Cuando el nuevo año escolar comenzó, me convertí en una de las niñas más populares de la escuela. Estaba bastante gorda porque había ganado aún más peso durante las vacaciones. Sin embargo, aprendí que si era rebelde y me enfrentaba a los profesores, los otros me admirarían. Fue increíble cómo con tan solo cambiar mi actitud de un día para otro, tenía amigos y admiración en la escuela. Y claro que después de meses de suplicarles a mis papás, finalmente accedieron a comprarme "la ropa adecuada" para pertenecer al montón. Mis notas bajaron, los profesores se quejaban de mí y mis papás notaban que yo no era feliz. La verdad es que no lo era, aunque fuera popular. Me sentía fea, deprimida y fuera de lugar aún cuando nos divertíamos como locos haciendo travesuras y atormentando a los profesores.

Mis padres decidieron entonces cambiarme a otra escuela que era internacional. Allí los chicos provenían de diferentes países y andaban moviéndose con sus familias por todo el mundo. A nadie le importaba el coche de tus padres, la marca de tu ropa o si asistías o no a clases de ballet. Mi vida cambió completamente y comencé a disfrutar de mis años de colegio. Tenía trece años. A partir de ese momento tuve una vida social muy intensa dentro y fuera de la escuela. Toda mi vida giraba alrededor de mis amigos y nuestras actividades. ¡Me encantaba! Al mismo tiempo, continué luchando con el peso. Probé todo tipo de dietas, regímenes, pastillas, nutricionistas... Mi peso subió y bajó durante todos mis años del colegio.

El tamaño de mi cuerpo era estresante para mí, pero era tan feliz que todavía no se había convertido en el centro de mi vida. Sí recuerdo una vez que mis padres me ofrecieron hacerme un tratamiento de vendas frías. Por supuesto que acepté, y mami y yo fuimos a mi primera cita. Me pesaron, me pusieron a dieta y me aplicaron las vendas. Me quedaba en sujetador y bragas, y una chica me vendaba todo el cuerpo. Después me pasaban a un cuarto con otras mujeres donde todas hablábamos y veíamos la televisión. Básicamente, parecía una momia: vendada de pies a cabeza, con excepción de los pechos y la cara. Era un espectáculo: un grupo de momias viendo la televisión.

La dieta era de 750 calorías, y claro que perdí peso. Como era un doctor quien daba esas dietas, yo creía que era saludable. Hoy sí sé que para una chica de dieciséis años que va al colegio todos los días, juega voleibol tres veces por semana y todavía se está desarrollando, esta dieta no era adecuada. Ahora lo recuerdo como una de esas desesperadas expediciones mías en la búsqueda de la ansiada pérdida de peso. También lo veo como una falta de sentido común de parte de mis padres. Me acostumbré desde muy niña a verme como si yo fuera adulta, y hoy pienso en esas 750 calorías, y en el daño alimenticio que debe haber supuesto ponerme en una dieta tan extrema. Jamás y bajo ninguna circunstancia una persona debe comer menos de 1300 calorías, y eso tal vez para una mujer muy bajita. Me preocupa pensar que en aquel entonces esa experiencia promovió en mí un sentimiento de que para bajar peso se hacía lo que fuera. Hoy que lo observo desde lejos, no me extraña que cuando comencé a vomitar "como método para arreglar el error que cometí al atracarme de comida", en mi mente creyera que debía perder peso a como diera lugar. Lo recuerdo también como un ejemplo perfecto de que si quería, podía bajar de peso. Pero ahora he aprendido que si no trabajaba el otro peso –el peso de mis pensamientos– no iba a lograr cambios permanentes en mi vida. Y sí, bajé muchos kilos, me mantuve por unos meses y después volví a engordar. Por suerte, aunque mi peso ya me resultaba estresante en aquella etapa todavía no se había convertido en una obsesión enfermiza.

Mis papás nunca fueron críticos con mi cuerpo ni mi manera de vestir. Me dejaron siempre explorar y ser quien yo quisiera. Mi mamá, en especial, nunca me puso a dieta ni me obligó a ser de una u otra manera. Me escuchó y me apoyó en mis numerosas luchas por perder peso, pero nunca juzgó mis fracasos o momentos difíciles. Muchas veces me ofreció apuntarme a clases de danza moderna, gimnasia o probar diferentes métodos como ocurrió con las vendas frías, pero en todo momento me dio la elección a mí. Siempre le voy a agradecer su silencio y apoyo incondicional en esto, ya que sus críticas me hubieran dolido mucho, y yo ya tenía suficiente con las mías y las de los demás. Sí es cierto que me llevó a todos los tratamientos que le pedía y me apoyaba para perder peso, y más que nada lo hacía porque veía mi frustración y dolor. Pero además entendía el mundo tan cruel en el que vivimos, en que tener un cuerpo gordo es una desventaja. Creo que su propia inmadurez y falta de búsqueda de información la hizo aceptar que yo fuera a esos tratamientos sin verificar si era lo suficientemente sano, pero fueron errores que ni modo, se hicieron. No trato de justificarla, sino que estoy convencida de que en el tema de mi cuerpo, mi mamá no me rechazaba, o al menos nunca lo sentí así, y siempre lo agradeceré. Ella nunca quiso que yo fuera de una manera determinada.

En casa siempre nos han alentado a mis hermanos y a mí a tener nuestra propia identidad y a desarrollar nuestros estilos y maneras de ser y vivir como mejor nos pareciera. Tengo fotos de cuando era pequeña con cortes de pelo y modas extrañas: todo estilo propio. Nunca estuvieron prohibidos los tatuajes, piercings o ciertos tipos de ropa, y tal vez por eso nunca se me pasó por la cabeza hacerme algo más allá de los dos agujeros que tengo en las orejas para los pendientes. De alguna manera, este apoyo siempre me hizo sentir libre en casa, y por fortuna nunca sentí la presión de tener que hacer cosas para que mis padres se sintieran orgullosos de mí o que había que cumplir con ciertas reglas para ganar su aceptación. Por muchos kilos que tuviera, siempre me he sentido aceptada y querida por mi familia. Mi obsesión con la apariencia física venía más bien de afuera. De comentarios de profesoras de la escuela, madres de amiguitas, los medios de comunicación, etc. En casa siempre me sentí bien.

Varias veces, amigas de mi mamá o mis tías me hablaban de mi peso. Me decían que tenía que cuidarme mientras fuera joven. Que si no adelgazaba cuanto antes, después me iba a poner mucho más gorda y se me iba a hacer más difícil. Me decían que era muy joven para tener esos problemas. Que para atraer a los chicos era mejor estar más delgada. Que para tener mejores trabajos era mejor ser más delgada. Todos esos comentarios siempre vinieron de su amor y preocupación por mí, pero me lastimaban muchísimo. Me resquebrajaban por dentro. Hacían que me sintiera mucho más gorda y fea de lo que ya me sentía. Provocaba que me obsesionara más con mi cuerpo y con encontrar una solución. Y no es culpa de ellas, ya que sus intenciones eran buenas. Yo me creía lo que me decían, porque ellas repetían todo lo que yo ya estaba pensando sobre mí. Era una doble carga. Jamás me paré a cuestionar si esas amigas de mi madre tenían razón o no. Su verdad tenía que ser mi verdad, porque ellas eran mayores y sabían más que yo. Yo era extra sensible a los comentarios de los demás porque por entonces mi felicidad dependía de los que otros dijeran de mí.

Pero, por más que hoy puedo entender todos esos comentarios

como intentos de ayudarme, tengo que admitir que creo que idealmente nadie más que la madre de una chica (y a veces ni siquiera la madre) puede decirle a una qué debe o no debe hacer con su cuerpo. Es completamente erróneo y contraproducente como adultos meternos en la vida y en los cuerpos de los demás, y más aún si son menores de edad. No debemos opinar ni tratar de cambiar el cuerpo de nadie, y nosotros no debemos aceptarlo como normal. En la cultura machista, todo el mundo opina sobre los cuerpos de las mujeres, y tenemos que entender como sociedad que no podemos meternos en esos asuntos tan privados. En Europa jamás NADIE te hace un comentario sobre tu cuerpo. ¡Jamás! (A excepción de algunos países como España e Italia). Pero en Holanda o en Bélgica, lugares donde viví, la gente ni siquiera te comenta cuando pierdes peso. Tiene que ser algo muy extremo para que se atrevan a cruzar esos límites de privacidad.

Creo que jamás se me ocurrió que pudiese existir otra realidad sobre estas adultas que me hacían comentarios, y era que ellas también eran víctimas de esa realidad enferma de nuestra sociedad que cree que el problema es el cuerpo, que ellas también eran víctimas de una mentalidad que no arregla los verdaderos problemas de autoestima.

Fue en mi último año de colegio cuando comencé a vomitar después de darme atracones de comida. Estaba comenzando una relación con el hombre que llegaría a ser mi primera pareja: Teddy, mi primer amor quince años mayor que yo. Era el centro de mi vida, lo había puesto en un pedestal, y lo quería con locura. Él había hecho ya varios comentarios acerca de mi cuerpo que me habían sorprendido mucho, porque honestamente yo creía que a él le encantaba mi cuerpo tal y como a mí me gustaba el de él. Yo creía que si estaba conmigo era porque le gustaba entera. Nos conocíamos desde hacía tiempo y no había sorpresas. Era muy difícil entender por qué me hacía esos comentarios si por otro lado estaba claro que yo le gustaba.

Salir con él era como un sueño hecho realidad, porque era mayor, popular y muy querido por la gente. Era un momento muy estresante para mí, ya que yo quería ser todo lo que él quería que fuera. Y como él había comenzado a hacer comentarios sobre mi peso, empecé a creer que tenía que adelgazar para merecer su amor o mantenerlo. De ninguna manera lo culpaba, porque él solo manifestaba todo lo que yo ya pensaba sobre mí. Además, por ser mayor, su opinión era doblemente importante. Pensaba: *Si es mayor, sabe más que yo, ¿no?* ¡NO! Al poner todos estos elementos juntos, puedo entender más quién era yo en ese entonces. Recuerdo que cuando noté que estaba vomitando varias veces a la semana se lo conté a mi mejor amiga del colegio. Ella me entendió muy bien y hasta nos reímos al respecto juntas. Sin embargo, me hizo prometer que nunca más lo volvería a hacer.

Hoy entiendo que mi relación con Teddy era completamente enfermiza. Con diecinueve años, aunque era una chica muy madura, mi mente era muy joven. Como lo es cualquier chica. No estamos totalmente formados como adultos hasta los veintitrés, o incluso los veinticinco años. Esta es una etapa en la que todavía somos niños en cuerpos adultos y nos falta mucha experiencia de vida como para estar en una relación con alguien mucho mayor. Créeme. No era lo que yo quería escuchar, pero ojalá hubiera habido un adulto cerca mío que me hubiera ayudado a ver esto en aquel entonces. ¡La alarma! Y hablo tanto de mujeres como de hombres. Meternos en una relación con alguien mayor nos puede confundir mucho, pero también (y esto es lo peor), muy fácilmente ponemos a esa persona en un pedestal. Y si esa persona tiene un lugar de liderazgo a nivel social como lo tenía Teddy, ya es una pesadilla. Este gran hombre que todos admiraban me escogió a mí como pareja, aunque en mi caso era más como su amante y amiga. Esto no solo aplica para mí: es imposible que a nuestros veintidós años la opinión de alguien de treinta y cinco no nos parezca una opinión semi-endiosada. Todos los comentarios que él hizo sobre mi cuerpo me dolieron profundamente, y el hecho de que las primeras veces que comencé a "jugar" con el vómito yo ya estuviera con él no creo que fuera coincidencia. Cuando somos adolescentes y estamos en una relación con un adulto, esa relación es casi por default abusiva.

En aquella época, lógicamente mi obsesión por la imagen empezó a empeorar. Vivía pendiente del tamaño de mi trasero y durante esos años usaba un jersey anudado alrededor de mi cintura para tapármelo. Era un complejo que me superaba. La sola idea de que mi trasero estuviera al descubierto sin el jersey me obsesionaba y me martirizaba. Mis amigos me preguntaban el porqué de ese jersey alrededor de la cintura, y la mayoría de las veces les contaba la verdad. Una que otra vez intenté no usarlo y era una pesadilla lo consciente y desnuda que me sentía. ¡No podía! Es más, en el viaje de fin de curso fuimos a hacer rafting y recuerdo usar un traje de baño, un short encima y un sweater alrededor de mi cintura.

Cuando terminé el colegio viajé a Vancouver, Canadá, y allí comencé la universidad. Cursé el primer año de Psicología, y aunque fue una experiencia maravillosa, después de ese primer año y de mi ruptura con Teddy, mis problemas con el peso aumentaron. Engordé muchísimo, me deprimí, me sentía sin curso de vida. Durante ese año jugué con vomitar más y más, como tratando de arreglar esos kilos. Y entonces dejé mis estudios de Psicología y regresé a casa. En algún lugar de mi confusión sabía que estudiar Psicología me llevaría a enfocarme en otros, en vez de centrarme en mis propios problemas y dolores, sin resolver mi pasado. Me gustaba y todavía me gusta la psicología, pero sabía muy bien que la usaría para esconderme de mi dolor, y eso no era lo que quería. Así que después de un año duro, pero por otro lado, muy hermoso, dejé Canadá y lo que yo había pensado que sería mi camino de vida. Tenía veinte años.

En los seis años siguientes me las ingenié para trabajar, viajar, enamorarme, desenamorarme, comenzar nuevos estudios, mudarme a Holanda, ir de juerga y vivir una vida fantástica. Busqué ayuda psicológica, métodos de meditación y esoterismo para sanarme. Al sanar me refiero a trabajar mis problemas con el peso, mis carencias de la infancia y los dolores en mis relaciones amorosas. En aquel entonces no me di el espacio para concienciarme sobre la bulimia, y la negaba diciéndome que no era como para preocuparse. Prometo que yo realmente no creía que tuviera un problema. Mis ojos estaban completamente vendados.

Los siete meses de terapia psicológica que recibí al regresar de Canadá me ayudaron, pero no fueron suficientes. Seguí mi búsqueda y me enfoqué en encontrar métodos para ser feliz. A veces lloraba largamente porque sentía que había algo en mí que me frenaba, que todavía no estaba bien y que tenía que solucionar si quería vivir una vida llena de paz y felicidad. También comencé a estudiar Bellas Artes en Holanda, que era una terapia en sí misma, un medio perfecto para expresarme. Todas mis obras tenían que ver con mi historia y con ese dolor que llevaba muy dentro de mí. Paralelamente, continué perdiendo y ganando peso. Continué vomitando por etapas, y por eso lo llamo "jugar" con la bulimia. Lo podía hacer una vez a la semana por todo un mes y después no hacerlo por tres meses. O lo hacía todos los días por tres semanas seguidas y lo paraba por dos meses. Yo lo veía como una "cosa" que hacía de vez en cuando y sabía que no estaba bien, pero me decía a mí misma que no tenía ningún problema. Nadie sabía nada al respecto, ni yo misma me daba cuenta de que tenía un problema porque me sabía engañar muy bien.

Mi vida en Holanda fue genial. Viví allá desde los veintiún años hasta los veintiocho. Cuando me mudé ya tenía un grupo de amigos bolivianos con los que siempre, en mis anteriores visitas, había organizado fiestas y actividades. Al comenzar en la academia de arte hice más amigos y vivía una vida que me encantaba. Una vez al año viajaba a Costa Rica y me mantenía muy en contacto con mis amigos y familiares de allá. Rápidamente hice amistades muy fuertes y pude sentirme muy a gusto en esa vida. Trabajaba como mesera para ahorrar, pagarme mis cosas y vivir estupendamente. Mis amigas Clara, Anita, Melissa y Sole fueron compañeras con las que siempre pude compartir mucho y que siempre consiguieron que deseara regresar a Holanda cuando me despedía de mis amigos en Costa Rica. Mi familia iba y venía, ya que en el medio sucedió la separación de mis padres. Así que ellas siempre fueron un factor de apoyo y amor muy constantes que me hacían sentir en casa.

En Holanda, mi peso fluctuó mucho. En medio de toda esa vida tan activa, me encontraba en una dieta continua. En uno de mis proyectos, me apunté a un gimnasio e iba cuatro o cinco veces por semana. Fue una experiencia dura, pero recuerdo una vez llorar de risa en una de esas sesiones. Estaba en una clase de aeróbic cuando vino una compañera nueva: los labios pintados de rojo vivo, bien gorda y con una actitud de no querer estar ahí. Me imaginé que tal vez fuera el doctor quien le había recomendado acudir al gimnasio. Durante la clase nos miraba a todos y con mucho esfuerzo hacía los ejercicios. Parecía que no le importaba mucho ese asunto. Después de hacer los abdominales, pasamos a los ejercicios de glúteos. No existe ejercicio que más me duela que cualquiera que tenga que ver con mi trasero. En medio de ese ejercicio una chica muy delgada y en forma lanzó un suspiro de dolor al aire que todos pudimos escuchar. Nuestra nueva compañera me miró a mí y velozmente se puso de pie para asegurarse bien de quién había lanzado ese quejido. Adoptó una posición de desacuerdo maternal y le dijo en un holandés con acento de las Antillas: "¡Ah, no! Aquí las únicas que se pueden quejar de dolor por estos ejercicios son ella", me apuntó a mí, "y yo. Que no se te ocurra quejarte más". Se lo dijo en tono jocoso, pero con cara muy seria. Volvió a ponerse en posición de cuatro patas y siguió con sus casi-ejercicios. Hasta ahí llegó la clase. El profesor y todos nosotros nos tiramos al suelo de la risa. Creo que ha sido una de las pocas veces que alguien mencionó mi protuberante trasero y lo único que me causó fue risa total.

En esos años tenía dos vidas: una Mariana social y emprendedora y otra Mariana deprimida, insegura y asustada. Nadie a mi alrededor podría haber dicho que algo me estuviera hiriendo tanto. Si alguna vez hice comentarios sobre mi peso eran en tono divertido para así tapar y negar lo que tanto me molestaba y hería. También compartía con algunos amigos las nuevas dietas a las que me apuntaba y les decía lo mucho que esta vez sí iban a funcionar. Ahora, cuando pienso en todo aquello, veo la gran herida que tenía. Porque aunque estaba viviendo todos mis sueños, viajaba, estudiaba y me divertía mucho, siempre había una piedra gigante que me hundía. Además, esa piedra era secreta, y todo lo secreto, siempre duele más.

Hay una historia que siempre recordaba cuando quería estimularme para comenzar una dieta nueva o para perder peso. Fue una noche en San José, estaba de visita en Costa Rica mientras vivía en Vancouver, medio año después de terminar el cole. Había ido a un bar que daba un concierto. Llegué temprano y nadie de mi pandilla había llegado aún. Estaba cerca de la puerta cuando un coche lleno de chicos pasó y uno de ellos sacó su cuerpo por la ventana y gritó: "¡GORDAAAAA!". Casi me puse a llorar en plena calle y quise regresar a casa. La gente alrededor me miraba, y algunos se reían. Fue uno de los momentos más vergonzosos de mi vida. Sabía que eran jóvenes, que eran tonterías y bromas, pero me dolió en el alma. Fue un momento que nunca olvidé y que recordé durante años con dolor y mucha amargura. Lo usaba como un estimulante para obligarme a nunca volver a pasar un momento así. Me convencía de que tenía que adelgazar para no volver a pasar por esa situación, como si fuera mi culpa. Era una manera súper violenta y dolorosa de obligarme a adelgazar: "Qué fea eres", "Eres una vagabunda, una indisciplinada", "Con razón nadie te quiere", "Nunca más quiero que eso me vuelva a pasar", "Vaga, es hora de que te pongas las pilas". Insultarme a mí misma no me sirvió nunca de nada, pero ese dolor vivió conmigo por años. Pensaba que la herida era mi peso y que era causado por ser indisciplinada, que mi problema en la vida era que no bajaba ese peso. Me hundía en frustración, autocastigo e insultos. Me veía a mí misma como a mi mayor enemiga. Una enemiga que me saboteaba y me negaba la única cosa que podría hacerme feliz: perder peso.

Fue así que llegué a estar tan perdida y obsesionada, porque con cada año de vida sin que buscara ayuda, el dolor y la confusión solo aumentaban. Una vez hasta comencé una dieta sin carbohidratos justo antes de irme de vacaciones a España con mi amiga Anita. Trabajábamos juntas en un restaurante griego, y durante un tiempo nos habíamos matado trabajando semanas seguidas en el restaurante para irnos juntas de vacaciones sin tener que pensar en el costo. Le pedí a Anita que me apoyara y me ayudara a ser fuerte para seguir esa dieta. Como si mi vida dependiera de ello. Así que la pobre Anita ahorró para irse de vacaciones con una amiga obsesionada por cada bocado que comía, que solo leía el libro de la dieta y solo hablaba de la dieta. Peor aún, una amiga que no se tomaba ni una sola copa al salir de noche. Si hay algo que esta querida amiga y yo sabemos hacer a la perfección, es pasárnoslo bien y tomarnos nuestras copas juntas. Y por supuesto que nada de tapas de calamares, ni patatas bravas, ni chistorras, ni todas esas delicias de las que tanto le había hablado a mi querida amiga y que ella estaba deseando comer. Varias veces ella trató de sugerirme que la manera en que estaba llevando la dieta no era saludable, pero mis oídos estaban sellados. Estuvimos en mi amada Barcelona visitando a mis tíos y en la bella Cadaqués, y yo ni miraba más allá de mi régimen. Mientras nos bronceábamos en la playa, almorzábamos en algún chiringuito o salíamos de noche, mi único pensamiento era *dieta, dieta y dieta*. Hasta el día de hoy, cada vez que lo recordamos me disculpo con mi pobre amiga.

Justo después de cumplir veintiséis años caí en una depresión profunda, y fue ahí cuando la pesadilla se agudizó. Vivía en

Holanda, y era invierno. Había estado en Costa Rica durante un mes y medio y me lo había pasado genial. Antes del viaje había perdido mucho peso y mientras estuve allá recibí numerosos cumplidos por mi apariencia. Aun así, por más que perdiera peso, notaba que muchas cosas estaban fuera de mi control. Me sentía emocionalmente muy distante de mi madre, y no sabía manejar mi nuevo rechazo y dolor hacia ella. A pesar de haber perdido peso, el chico que me gustaba no me correspondía; mis papás seguían separados y eso me atormentaba. Me dolía ver a mis hermanos menores, Irene y Nico, estar en medio de una separación muy confusa. Me dolía la decepción de ver que una relación que creía sana se había ido a la mierda. Me di cuenta de que perder peso no solucionaba las cosas que me estaban causando tanto dolor. Fue como una pérdida de control, o tal vez me di cuenta de que no tenía el control de nada. La vuelta a Holanda fue dura. Todo estaba gris, y como es una sociedad muy independiente, se me hizo muy fácil esconderme e hibernar lejos de todo y de todos. No iba a las clases, no tenía trabajo y me sentía muy sola. Subí de peso y comencé a obsesionarme seriamente con mi cuerpo.

Hoy puedo ver cómo la bulimia, entre muchas cosas, también era una manera de sentir que tenía el control. Me ayudaba a sentir que podía arreglar algo que no podía controlar por mi ansiedad y sentimientos de depresión: atiborrarme de comida. Cada vez vomitaba más y apenas salía de casa. Mi mente dio un vuelco total y yo quería tener el cuerpo de las modelos más delgadas. En mi cabeza, Jennifer López ya era muy gorda. *¡Hola!* Una de las mujeres con cuerpos más hermosos y yo criticándola. Sabía que estaba caminando en una zona peligrosa, pero no sabía cómo salir de ella. Fueron unos meses de absoluta depresión. Dormir era lo único que quería hacer. Vivía para ello, y despertar realmente era un martirio diario. Cada vez que abría los ojos me decía algo así como: *Ay no. No otra vez. No otro día. No quiero estar aquí. Para qué me voy a levantar. No quiero ir a ninguna parte. Hace mucho frío. Estoy muy gorda y no quiero que nadie me vea. Qué asco.* Y me volvía a dormir.

Hasta que una noche vi un programa de TV sobre mujeres con bulimia y anorexia. Eran como cadáveres en una clínica, y la mayoría de ellas estaban entre la vida y la muerte. Lo que decían de sí mismas y de sus vidas era exactamente lo que yo estaba pensando y sintiendo sobre mí. Había una mujer que no era ni muy gorda ni muy delgada. Decía que al no pertenecer a ninguno de los dos extremos, le resultaba más difícil identificar su problema. Nadie la tomaba en serio y ella estaba de acuerdo con los demás: que lo que necesitaba era ejercicios y dieta. Ella también pensaba que era vaga e indisciplinada. La lucecita se me encendió en la cabeza: ¡ella era yo! Había tratado de suicidarse, y su dolor y confusión eran terribles. Lloré por horas, y entre lágrimas decidí hablar con mi papá y mi hermano Esteban y "salir del armario": ¡soy bulímica!

Hablar con mi padre y mi hermano fue lo más difícil que he hecho en mi vida. Para mí fue como admitir que era alcohólica o drogadicta. Sus reacciones fueron muy amorosas y de apoyo total.

Al día siguiente, mi padre y yo fuimos juntos al médico de familia. El apoyo y comprensión de mi papá fueron una gran ayuda en esos momentos. Una semana después, les conté a Anita y Clara lo que estaba viviendo. Hablar me ayudaba mucho, porque por fin el secreto estaba fuera de mí y eso me hacía sentir mucho mejor. Después también se lo conté a mi mejor amigo, Gabriel, y eso me ayudó a liberarme del secreto. Él me apoyó mucho y sus palabras me ayudaron a sentir que todo iba a salir bien. Además, sentía una necesidad de que un hombre fuera de mi familia me dijera que todo estaba bien y que no era un bicho raro y asqueroso.

Un pensamiento que me impulsaba a buscar ayuda para curar mi dolor era que no quería llegar a cumplir treinta años siendo bulímica. Sabía que, tal y como es esta enfermedad, podría llegar a ser una madre bulímica si no hacía algo ya. ¿Cómo podría yo ser madre en ese estado? ¿Cómo podría yo enseñarle a una hija a vivir una vida saludable si yo misma no sabía cómo hacerlo? ¿Cómo daría yo el ejemplo a mis hijos de cómo vivir una vida pacífica y feliz? Sabía que nunca podría engañar a mis hijos, porque los niños lo ven todo. Creo que era mi manera de decirme a mí misma que ya no podía seguir engañándome así. ¡No más! Estos pensamientos me atormentaron y me empujaron con una fuerza poderosa a buscar ayuda. No hay duda de que la fuerza de la mente es poderosa, ya sea a favor o en contra de uno. Y, finalmente, estaba a mi favor.

En las semanas siguientes comencé a acudir a médicos y profesionales en busca de ayuda. Lo que encontré no era lo que necesitaba. Yo quería ayuda ya. Calmar mi dolor ya. No quería una medicina o tratamiento a largo plazo. Estaba lista para encarar lo que tuviera que encarar con tal de sanar, y no quería perder mi tiempo.

Una amiga mía, terapeuta y orientadora profesional, que no sabía nada acerca de mi bulimia, me introdujo al Work de Byron Katie una noche mientras cenábamos. Esa noche, en vez de ir al cine, vimos un video de Byron Katie haciendo el Work con un hombre sobre sus adicciones, la enfermedad crónica de su madre y otros dolores. Vi a un hombre con un tremendo dolor responder esas preguntas tan directas y en cuestión de diez minutos transformarse y tranquilizarse. Él respondía con honestidad y pude ver cómo iba encontrando cada vez más paz. Eso era lo que yo buscaba. Inmediatamente visité la página web del Work y me inscribí para asistir a un taller de fin de semana que Byron Katie iba a impartir en Ámsterdam dos meses más tarde.

Mientras tanto, asistí a una terapia de grupo. Accedí a ir porque realmente estaba desesperada, aunque no me gustó la manera en que la psicóloga a cargo me trató. En el grupo teníamos que escribir en un cuaderno todo lo que hubiésemos comido en la semana y discutirlo. Las otras chicas eran encantadoras y rápidamente encajé en el grupo, pero la terapia en sí y lo que nos pedían hacer no era para mí. Tener que escribir lo que comía y hablarlo en voz alta era como un castigo porque se hablaba de absolutamente todo bocado que hubiésemos ingerido. Lo que me ocurrió fue que me obsesioné más y más con la comida. Era como enfocarse en la tos, cuando la enfermedad es pulmonía. Lo único productivo de aquella terapia fue poder estar con otras chicas que tenían los mismos problemas y sentir que no estaba sola. Asistí a tres sesiones en esta terapia cuando finalmente llegó el taller de fin de semana de Byron Katie. A la semana siguiente le dije a la terapeuta que ya no acudiría más. Por el bien del grupo me pidió que asistiese a tres sesiones más, y lo hice.

Luego llegó el esperado fin de semana. Asistí al taller y unas cuantas horas después fui capaz, gracias a los ejercicios, de agradecerle a mi bulimia por haberme llevado hasta allí. En frente de otras doscientas personas, leí una hoja en la que escribí todos los pensamientos dolorosos que tenía sobre mi mamá. Todos mis reclamos y tristezas. Todo ese dolor en frente de esas personas. Cuando terminé de leer llorando como una niña, Katie le preguntó al grupo: "¿Quien aquí ha vivido o pensado lo mismo que esta mujer?". La mayoría levantó la mano. Estaba destapando dolor y confusión que no sabía que estaban dentro de mí, y eso me alegraba mucho. La sorpresa fue descubrir que la mayor parte de ese dolor no tenía nada que ver con mi peso o la bulimia. Ese día indagué en mis pensamientos una y otra vez sobre mi relación con mi madre y nuestra historia familiar. (Hablo de mi historia familiar en el Capítulo 8, donde relato ese dolor). Hice las paces con la bulimia tan rápido que estaba realmente feliz de lo que estaba experimentando allí. Hacer las paces no significó curarme. Sencillamente, acepté mi enfermedad en ese fin de semana sin toda esa vergüenza y dolor. Ese primer día, mientras regresaba a casa en el tren me pregunté: *¿Qué tal si aprendo a amarme?* Fue un momento tan excitante que sentía que no podía esperar a que llegara el día siguiente. En el segundo día, mientras almorzábamos, sentí que tenía que ir a la Escuela de Nueve Días del Work, que se llevaría a cabo en Bruselas un mes después. No tenía dinero para ello, pero tenía que ir. En solo un día y medio había podido indagar tan profundamente en mí que no podía dejar de preguntarme: *¿Qué pasaría en nueve días?*

Finalmente, Byron Katie Internacional me dio una beca parcial y pude asistir a la Escuela en Bruselas en agosto del 2004. Todavía recuerdo mi viaje en tren desde Holanda. Estaba nerviosa pero dispuesta a involucrarme a tope con lo que se me aproximaba. Había pasado un mes desde el Taller Intensivo de Fin de Semana, y había vivido ese mes con mucha alegría y mucha paz. Comparado a cómo estaba dos meses atrás, me sentía en las nubes. La depresión sencillamente fue disminuyendo poco a poco.

En ese tren observé a tres chicas un poco menores que yo que iban hacia Bruselas para disfrutar de un fin de semana entre amigas, y hablaban de los lugares adonde iban a ir y el shopping que iban a hacer. Me vi reflejada en ellas y pensé que yo también iba hacia una excitante aventura. Una de ellas entabló una conversación conmigo y fue bello escuchar sus historias e imaginármelas en Bruselas saliendo a restaurantes, de disco en disco y de tienda en tienda, mientras yo vivía una aventura que no tenía ni idea de cómo iba a ser. Ellas tenían agenda, yo no. Llegué tarde al hotel, me inscribí, fui a mi cuarto y luego cené con las trescientos y pico de personas que también asistían. A las seis de la tarde comenzó la primera sesión: ¡tenía razón! No tenía ni la menor idea de lo que iba a pasar en esos nueve días de cuestionar mis pensamientos dolorosos sin parar. Es difícil ponerle nombre a lo que me pasó en la escuela, porque me arrojé al precipicio en ella. Supongo que las dos Marianas que había en mí, finalmente se conocieron y se perdonaron. Se hicieron amigas. Era como el nacimiento de la mujer que siempre había soñado ser. Un inicio fresco. Un increíble y feliz inicio.

CAPÍTULO 3

ESTOY MUY GORDA

Lo que más me avergüenza en la vida es haber engordado y eso significa que:

1. *Mi cuerpo es asqueroso.*
2. *Me veo asquerosa desnuda.*
3. *A los hombres no les gusta cómo me veo.*
4. *No soy disciplinada.*
5. *Soy una vagabunda.*
6. *Nunca formaré una familia.*
7. *Estoy desperdiciando mis mejores años por ser gorda.*
8. *No me merezco buen sexo.*
9. *Nunca seré aceptada.*
10. *Me avergüenzo de mí misma.*
11. *No merezco ser feliz.*

Escribí esta lista en Bruselas mientras participaba de la Escuela de Byron Katie. En ese entonces, leerla en voz alta frente a ese montón de gente fue como salir del armario. Tenía una vergüenza doble: 1) Había hombres presenciando mis vergüenzas más íntimas y 2) ¿Cómo una mujer de mi procedencia y educación iba a ser tan superficial? No me canso de decir lo doloroso que ese momento fue para mí. Vengo de una familia donde las apariencias, el dinero y las normas de la sociedad nunca fueron prioridades. Las prioridades fueron siempre la riqueza cultural, intelectual, humana y artística. Para mí, admitir que "ser gorda" era mi mayor vergüenza era como admitir que nunca había aprendido lo que realmente importa en la vida. Tiempo después cuestioné mis pensamientos sobre esa confesión pública, y aquello se convirtió en el momento más memorable de la Escuela y algo muy importante para mi vida.

Siete meses después, todavía peleaba conmigo respecto a la comida, mi peso y la imagen. Todavía me sentía mal en mi cuerpo. Seguía obsesionada con buscar dietas y maneras de adelgazar. Meses antes había estado con un hombre que realmente me gustaba. Desde el momento en que lo conocí sentí una conexión muy profunda con él. Recuerdo que una vez, tras haber disfrutado de un día fantástico, no podía creerle cuando me dijo que me veía hermosa y sexy desnuda. ¡No le podía creer! Ahí estaba, escuchando las palabras que siempre había querido oír, y no las podía recibir. En ese tiempo ningún príncipe azul me lo podría haber dicho lo suficiente para que yo lo creyera. ¿Cómo podía ocurrirme, si llevaba meses cuestionando mis pensamientos a diario? ¿Por qué, si tenía la herramienta en mis manos, todavía pensaba que no era lo suficientemente bonita? *¡Mariana, no estás bien!* Tenía una vida feliz, estaba viviendo con una paz interna y una aceptación que no había conocido antes; sin embargo, cuando se trataba de mi peso y mi cuerpo que creía feo, seguía luchando.

Para mi siguiente encuentro con este hombre me preparé

obsesivamente. Me puse a dieta y bajé unos kilos. Pagué mucho dinero para arreglarme el pelo. Fui a la cabina de sol para estar bronceada. Todavía seguía creyendo que no era lo suficientemente bonita o merecedora del amor de ese hombre. Me hacía todo tipo de tratamientos para "perfeccionar" todo sobre mi apariencia, para compensar mi peso, lo "feo" de mi cuerpo. Al estar con él, una de sus primeras preguntas fue: "¿Cómo es posible que estés tan bronceada si en Holanda en febrero no hay sol?". Me sentí estúpida. ¿A quién quería engañar? Y no era que a él no le gustase así. Yo le parecía hermosa, pálida o bronceada, con pelo rizado o de peluquería, gorda o flaca. Pero yo no me gustaba. Sentía que era muy gorda y eso lo destrozaba todo. En el instante en que él mencionó mi bronceado, sentí una especie de luz encenderse en mi cabeza… *Mariana, aquí hay algo.*

Diez meses después de la Escuela logré comprender con claridad dónde residía mi dolor. Todavía pensaba que la grasa en mi cuerpo o los kilos por perder eran el único problema por resolver. *Ya que me siento mucho mejor, solo falta adelgazar.* No veía que mi dolor no provenía de mi peso, sino de los pensamientos de lo que "ser gorda" significaba para mí. Todavía pensaba que el sufrimiento en mi vida lo causaba mi cuerpo. Así que si tú no eres gorda, pero te crees fea o que tienes una nariz muy grande o tetas muy pequeñas, esto aplica para ti. "Si pierdo peso seré feliz y todos mis sueños se harán realidad". Al releer mi lista diez meses después, me di cuenta de que ninguno de los pensamientos eran sobre la grasa en sí. No eran sobre cómo la grasa podía estar dañando mis arterias o de lo pesada que era. No tenía nada que ver con eso. Mi dolor estaba presente cuando pensaba en lo que "ser gorda" hacía en mi vida.

Lo que comencé a notar en los días y meses después de darme cuenta de esto, fue que yo veía "ser gorda" como una identidad. Cuanto más indagaba en mis pensamientos sobre la comida y mi peso, más notaba lo presente que estaba esta identidad en muchas áreas de mi vida. Determinaba mi comportamiento alrededor de los hombres. Determinaba cómo me sentía en compañía de mujeres delgadas y en forma. Hasta determinaba cómo me sentía en mis clases en la universidad.

Alrededor de los hombres trataba de demostrar desesperadamente con mi inteligencia y astucia lo lista y divertida que era. Trataba de compensar el "ser gorda" con estas cualidades. Continuamente observaba con cierto disimulo cómo "él" me estaba viendo, mientras tenía pensamientos del tipo: "Espero que no crea que mi trasero es muy grande", "No debería haberme comido ese helado hoy", "Espero que no vea a esa mujer tan guapa ahí sentada", etc. Era una tarea agotadora que al final solo lograba alejarme más de los hombres para terminar culpándolos de distantes.

Por ejemplo, una vez que había perdido bastante peso y se notaba mucho, salí con unos amigos una noche. Lo pasamos genial. Nos pusimos en una esquina del bar y no nos movimos en toda la noche de allí. Buena música, buena compañía y un poco de baile. Una de esas noches de fiesta que son deliciosas. De repente, noté que muchos hombres me estaban mirando, y aunque al principio me gustó toda esa atención, después me puse furiosa. Me dio muchísima rabia que solo por el hecho de estar más delgada todos esos hombres me estuvieran mirando. Los juzgué de superficiales e inmaduros. Estaba asqueada con el sexo masculino, y hasta enojada conmigo por haber perdido ese peso. Me dije algo así como: *Prefiero ser gorda si solo voy a atraer a idiotas como estos.* O sea, que esta identidad arrasaba con todo. Me aislaba de mis amigos, me distanciaba de los hombres y me impedía disfrutar 100% de la vida, con sobrepeso o no. ¿Quién me diría que años después me iba a dar cuenta de que yo era igual a ellos? Me prefería delgada. Vivía queriendo ser delgada. Me olvidaba y descuidaba el ser humano que soy por querer ser delgada. Además, ¿quién dice que esos hombres eran superficiales solo por verme?

Trabajaba muy duro por enseñarle a todo el mundo que yo tenía cualidades mucho mejores que las mujeres delgadas y en buena forma física. Eran como tareas que poco a poco me aislaban de la gente. No era necesariamente una separación física, sino más bien mental. Como una isla en mitad del océano a la que nadie podía llegar. Sola en medio del grupo. Triste y confundida porque no podía ser yo misma, ya que tenía el propósito de hacer que la gente me quisiera y pensara lo mejor de mí. Me sentía falsa. Un fraude. Y sí, puedo ser divertida, inteligente y astuta, pero cuando uso estas cualidades con un propósito se hacen falsas. Aunque otros no lo notaran, yo sí, y eso me dolía. Era como vivir una vida a merced de otros. Sin control ni voto.

Una vez en Holanda recuerdo haberme dado cuenta de esta actitud mía y realmente deprimirme por ello. Estaba con una amiga en un café con unos chicos de la academia que acabábamos de conocer. Era una de esas tardes grises y lluviosas de la primavera, en las que uno se sienta prácticamente toda la tarde en el café y pasa horas socializando. En Holanda, los cafés casi siempre sirven alcohol y comida, así que todo lo que uno podía llegar a necesitar o querer en esas tertulias estaba al alcance. Uno de los chicos me encantó: con unos ojos azules soñadores, pelo desordenado y una actitud distante como de muy interesante. Recuerdo que unas horas después de estar todos ahí sentados ya estaba claro que él y yo nos atraíamos, y hablábamos como si el resto del grupo no existiera. Tres amigas de su grupo llegaron y se sentaron con nosotros. Todas eran bastante bonitas y delgadas. Recuerdo sentirme muy incómoda con su presencia, ya que podían distraer a mi chico de ojos azules. Así que comencé a dominar la conversación y a hacer bromas sarcásticas y muy agudas que las chicas no siempre comprendían, pero que a los chicos los atacaba de risa. Las chicas cada vez estaban más calladas y yo, muy orgullosa, tenía el terreno cada vez más acaparado. Mi amiga, que aparte de las tres chicas que acababan de llegar era la única otra mujer del grupo, estaba fascinada y muerta de risa. Ella también tenía su favorito del grupo, y creo que le gustaba el dominio del territorio. *¡Leonas!* Al rato las chicas se fueron, y estaba claro que no se habían sentido nada cómodas. Mi chico seguía muy interesado en mí y terminamos pasando una tarde muy entretenida.

Pero esa noche, mientras estaba acostada en mi cama, pensé mucho en ese momento. Me sentía mal conmigo misma porque básicamente había provocado que se fueran. Cuando se marcharon, incluso uno de los chicos dijo que había una gran diferencia entre esas chicas y nosotras, siendo nosotras las favoritas, claro. Lo que me hizo sentir mal fue que ellas en realidad eran lindas y parecían muy buena gente. Pero yo me había sentido tan intimidada porque eran más flacas y, según yo, más bonitas, que las taché y me aseguré de sacarlas de mi alrededor en ese instante. Me sentí sumamente avergonzada y me regañé muchísimo por haber sido así. Me sentí mala. En aquel momento no era consciente de toda la línea de pensamientos que me llevaban a hacer esas cosas y a sentirme así, pero hoy sí sé que era mi identidad de "ser gorda" lo que me llevaba a momentos así de agresivos y dolorosos.

Al leer mi lista veo cómo básicamente me sentía indigna de todo lo bueno en la vida. "Ser gorda" me hacía una víctima, pero ojo que también una agresora conmigo misma. Cuando la gente me decía que yo era genial, en la parte más recóndita de mi mente pensaba: *Sí, pero estoy muy gorda.* Ese pensamiento único anulaba cualquier cumplido que pudiera recibir. Cada vez que tenía ese pensamiento, cargaba dentro de mí toda esa lista. No es de extrañar que fumara sin parar. No es de extrañar que bebiera más alcohol de la cuenta. No es de extrañar que pudiera pasar días viendo TV y videos o haciendo compras compulsivas para mantener controlada mi ansiedad. Trataba de empujar esa frustración fuera de mi vida proponiéndome metas para probarle al mundo y a mí misma que era feliz y que vivía la mejor vida que una mujer de mi edad podía vivir. Trataba de negar mi "invalidez", pero siempre me alcanzaba, no importaba a dónde fuera o con quién estuviera.

Las mujeres de Gauguin

Una vez, cuando yo acababa de terminar el colegio, estábamos en casa de los padres de Teddy y su madre mencionó cuánto le gustaba mi pelo largo, mis ojos grandes y mis pendientes. Dijo que me parecía a las mujeres de Gauguin. O sea, mujeres indígenas, exóticas, con pelos grandes y voluptuosas. Me pareció un cumplido divino y lo tomé así.

Una noche, mientras él y yo estábamos en la cama, me pidió que le trajera un vaso de agua. A mí se me tensó todo el cuerpo, pero no le podía decir que no porque siempre era él quien se levantaba para traer agua. No quería ir porque estaba desnuda, podía verme de cuerpo entero y no tenía con qué taparme. Finalmente me levanté de la cama y traje el vaso de agua. (Qué raro cómo las mujeres creemos que podemos tener sexo con un hombre y pensar que no conoce nuestro cuerpo tal cual es. Tanto así que nos da vergüenza caminar desnudas por el cuarto y necesitamos taparnos).

"Mi madre tiene razón, eres como las mujeres de Gauguin", me dijo. De alguna manera presentí que aquel hombre, por muy adulto y educado que fuera, no sabía quiénes eran las mujeres de Gauguin, y le pregunté: "Ah, sí, ¿y cuáles son las mujeres de Gauguin?", aunque sabía que lo que venía era un comentario que me iba a doler. "Pues como las mujeres de la Capilla Sixtina", respondió. El mundo se me cayó encima. Se me llenaron los ojos de lágrimas, pero como estaba oscuro, él no las podía ver. ¡Qué vergüenza! Así me veía él. *Como esas gordas de la Capilla Sixtina.* Era todo lo que yo podía pensar. En aquel momento, ser comparada con esas mujeres era lo más horrible que me hubieran dicho en la vida. Y viniendo de él, me dolió aún más. Lo único que le pude decir fue: "Esas son de Miguel Ángel".

Mi cuerpo

Durante muchos años, parte de mi identidad era mi deseo de cambiar mi cuerpo. Lo odiaba. No podía verme en el espejo porque no aceptaba lo que veía en él. Esto es muy doloroso de enfrentar diariamente, y muchas veces cuando me miraba a los ojos en el espejo me ponía a llorar. Una voz dentro de mí siempre decía: *Eres fea, no eres lo suficientemente bonita, tienes que cambiar.*

Ir a la playa e imaginarme usar un traje de baño delante de mis amigos era la tortura más grande. Si nos íbamos de viaje a la playa, trataba de no tener que meterme en el mar o solo hacerlo cuando los chicos no estaban. Vivía muy consciente de cada punto de celulitis en mis piernas y mis nalgas, obsesionada por mi gran trasero y cómo se me veía por detrás. Mi cuerpo realmente me causaba dolor, frustración y tristeza. Todos mis pensamientos sobre él me atacaban a diario y yo los recibía como la más absoluta verdad. Jamás se me hubiera ocurrido cuestionarlos.

Recuerdo pasar semanas ensimismada soñando con un futuro diferente. Imaginándome en otro cuerpo. Qué haría. Cómo actuaría. Cómo vestiría. Podía pasar horas delante del ordenador viendo todos los trajes de baño que usaría e imaginando cómo me vería con esta ropa o aquella. Soñaba con el príncipe azul que vendría a mi rescate apenas bajara de peso. Soñaba con pasearme en bikini delante de toda aquella persona que alguna vez se hubiera burlado de mí en público o en su mente. ¡Era atroz! Era realmente doloroso despertar de esos ensueños y ver que nada cambiaba. Todo en mi mente giraba alrededor de un cambio en mi cuerpo y eso me alejaba cada vez más de mi vida presente, mi verdadera realidad y mis seres amados.

Cuestionar los pensamientos sobre mi cuerpo me ha ayudado a reconectarme con él. Me ha abierto los ojos para poder mirarlo y amarlo tal y como es. Mirar mi piel, mis pechos, mis piernas y verlos a todos con amor. Levantarme por la mañana, verme en el espejo y simplemente sonreír. Eso me encanta. Indagar en mis pensamientos dolorosos me ha dado ese regalo, porque como soy la única pareja que realmente voy a tener de por vida, más vale que así sea.

Notaba ese gran cambio de actitud hacia mi cuerpo en detalles tan pequeños como estar en una mesa con mis amigas en Costa Rica y ser la única gorda del grupo. Había empezado a vivirlo desde una óptica muy agradable para mí a raíz de haber incorporado el Work a mi vida. Me veía hermosa en mi centro hablando con todas. Sintiendo que cada una de nosotras es bella: yo con mis michelines, aquella con sus espinillas y la otra con sus piernas flacas. Todas hermosas mujeres compartiendo y teniendo las mismas posibilidades de amor, éxito y felicidad. Sintiéndome feliz de estar en el cuerpo que estaba, tener las carnes y los rizos que tenía. O esa dulzura de levantarme de la mesa, ir al baño y encontrar mi cara en el espejo y sonreír. Después, volver a la mesa con las chicas y seguir disfrutando. ¡Era fantástico!

Por años, el pensamiento "mi cuerpo es asqueroso" me acompañó sin yo siquiera cuestionarlo. Era como una segunda piel y lo consideraba una verdad absoluta. Iba por la vida creyendo que mi cuerpo era desagradable y actuando en consecuencia con esa terrible creencia. Jamás se me había ocurrido cuestionar si eso era o no verdad. No sé cuándo empecé a creer en esa mentira, pero cuando descubrí que no era así, fue maravilloso y pude verme de otra forma. Cuestionar todos los pensamientos que me causaban tanto dolor hizo que pudiera verme a mí misma de otra forma muchísimo más amorosa y verdadera.

CAPÍTULO 4

CÓMO DEBERÍA VERME

Mariana debería ser delgada y estar en forma. Siempre debería estar impecable. Su pelo, sus manos, su piel deberían demostrar lo bella y saludable que es. Su vida debería ser admirable. Ella debería tener al hombre más hermoso e increíble a su lado, con el que se casará y formará una familia pronto. Se deberían llevar de maravilla. Mariana debería tener una carrera exitosa que le dé mucha comodidad y seguridad financiera. Mariana no debería de preocuparse. Debería ser feliz. Todos deberían admirarla y recordarle a diario lo exitosa que es.

Mientras aprendía a cuestionar mis pensamientos, me di cuenta de que siempre había tenido un sueño de cómo debía ser mi vida. No sé cuándo se formó ese sueño. Lo que comprendí es que aunque había una parte de mí que sabía que estas expectativas eran tontas, otra parte de mí creyó que necesitaba esas cosas para ser feliz. De esta forma, perder peso se convirtió en una condición imprescindible para hacer realidad ese sueño o propósito en mi vida. Paralizaba todo a causa de ese sueño. "Mi vida realmente comenzará cuando pierda peso". Esa era mi primera meta. El propósito en mi vida y mi primer paso para la conquista de la felicidad.

Cuando pienso en ese sueño me imagino un anuncio de televisión de cigarrillos o bebidas alcohólicas. Uno de esos donde todo el mundo parece perfecto y feliz jugando en una playa. Me veo a mí misma viendo la tele cuando era adolescente y absorbiendo esos anuncios. ¡Me encantaban! Mientras crecía, cada vez que miraba mi cuerpo tenía pensamientos como: "Mi cuerpo no está de acuerdo al plan," "Mi vida no se ve como yo quería que se viera".

A través de muchas de las dinámicas de las escuelas del Work, comencé a escribir listas en mi diario sobre expectativas o juicios que tenía sobre mí misma o mi vida. Fue muy interesante escribir quién creía yo que Mariana tenía que ser. Era una visión de cómo debería verme y lo que debería estar haciendo ahora. Una lista que definitivamente no concordaba con muchas áreas de mi vida. Era una obligación que me había impuesto: ser una Mariana diferente a la que era. Fue como excavar capas de tierra y ver que estaba teniendo expectativas irreales. Y, aunque estas pudiesen cumplirse, entendí que no quería vivir con el dolor y estrés que esas expectativas traían a mi vida. Todas esas imposiciones me impedían vivir el presente con plenitud. Ningún disfrute era suficiente con toda esa carga de objetivos que tendría que cumplir. *Mi novio es perfecto, pero a mi hermano no le cae bien. Mi pelo está sedoso y bello, pero una arruguita me está comenzando a salir en la frente y eso me molesta.*

Nada era suficiente. Nada. Mis expectativas de la mujer que quería ser me incapacitaban para ver a la mujer maravillosa que ya era. Estaba ciega a la maravillosa vida que ya tenía. Tenía ya esa vida internacional de viajar y vivir en otros países, pero para mí no era suficiente. Yo quería que los viajes fueran más lujosos y con una pareja al lado. Y no está mal querer más en la vida, pero hoy puedo ver que lo que quería era una vida que se pareciera a lo que la sociedad me decía que era una vida exitosa.

Una pregunta en mi mente seguía molestándome: *¿cuánto será suficiente? ¿Pararé algún día de querer más y más?* Cuanto más indagaba en mis pensamientos, más me daba cuenta de cómo ese deseo o Hambre estaba presente en todas las áreas de mi vida. Estaba hambrienta de un cuerpo perfecto, una pareja perfecta, una carrera exitosa, hijos, dinero, viajes, amigos... Más y más. Cuando realmente me senté a analizar todo esto, comprendí que era vivir en un estado que predisponía al atracón. Más, más, más. (Hablo extensamente de esta Hambre en el Capítulo 6).

La sociedad y los medios de comunicación promueven un estereotipo de cómo el éxito y la felicidad se definen. Es una tendencia consumista y está en todos lados. La televisión, los anuncios, las películas... Lo vemos todos los días. Es un recordatorio constante de lo que hay que conseguir para sentir que se tiene éxito y felicidad. Creo que esto está mal y sé que muchos están de acuerdo conmigo, sin embargo, decidí que no iba a esperar a que esto cambie para ser feliz.

Mi lista

A estos 26 años de edad yo ya debería:
1. *Ser delgada.*
2. *Estar muy saludable y en forma.*
3. *Tener una pareja con quien me quiero casar y tener hijos.*
4. *Tener una carrera exitosa.*
5. *Mi cara no debería tener arrugas, espinillas, cicatrices o pelos.*
6. *Tener una piel suave, sedosa y bronceada en todo momento.*
7. *Tener siempre una manicura en mis manos.*
8. *Ser dueña de un apartamento o casa.*
9. *No debería tener dificultades financieras.*
10. *No debería tener problemas familiares.*

Al escribir esta lista conscientemente sabía que muchas cosas eran tontas o imposibles. Mientras escribía sencillamente dejé que mi mente volara. Me impresionó leer la lista y darme cuenta de que muy dentro de mí había una parte que quería todo eso. Que quería esa perfección o aprobación de los demás. Esto era una cárcel a oscuras, porque jamás me imaginé que vivía tratando de cumplir esas metas. ¿Yo, Mariana den Hollander Miranda, teniendo metas tan vanidosas, incoherentes y hasta imposibles? ¡Pues sí! Y créeme que la que más se sorprendió fui yo misma.

Proponerme metas puede ser una manera genial de alcanzar las cosas que quiero en la vida, siempre que el esfuerzo por lograrlo no me cause dolor o desesperación. Si eso ocurre, las metas se convierten en una carga, especialmente si no se realizan cuando yo quiero. Cuestionar los pensamientos de mi lista me llevó a despertar y darme cuenta de por qué vivía tan estresada o por qué me parecía imposible ser feliz.

No se trata de no tener metas ni sueños, se trata de encontrar dónde reside el estrés, el dolor y la frustración. Al seguir indagando en mis pensamientos he encontrado una manera de acercarme a mis metas de una forma sana. Completamente feliz, se hagan o no realidad. Es vivir una vida en estado de gratitud constante con lo que tengo.

Al cuestionar mis pensamientos aprendí a definir qué es para mí el éxito y la felicidad. He logrado hacer las paces con los patrones impuestos por los medios de comunicación. Podría haber pasado una vida odiándolos, criticándolos y tratando de cambiarlos. Sin embargo, quería ser feliz ahora. Quería paz en mi vida ahora. Eso no significaba que no podía trabajar para buscar un cambio en estas tendencias, simplemente encontré una manera en que puedo hacerlo todo desde una posición pacífica. Puedo enfocarme y concentrarme mejor cuando mi mente está en paz en vez de enfurecida.

Desde que aprendí a cuestionar mis pensamientos comencé a plantearme qué es lo que quiero hacer con mi vida. Soy yo la que hoy define qué es lo que quiero hacer y cómo hacerlo. Enseguida intuí que quería trabajar con gente y compartir lo que había aprendido sobre la técnica del Work. No tenía ni la menor idea de cómo lo iba a hacer. Para que mi idea tomara forma me di el tiempo necesario para adaptarme a mi nueva vida y me concentré en indagar en mis pensamientos lo máximo posible. Después de un año ya había comenzado a escribir este libro y a jugar con la idea de crear un sitio web. Cuando comencé a descubrir tantas cosas que me iban cambiando la vida diaria, decidí compartir mi historia y contar cómo usar el Work. Y así, poco a poco, fui definiendo cómo lograr mi sueño. Tenía que seguir trabajando como camarera, escribir el libro y crear el sitio web en mis tiempos libres. El resto se haría claro en el camino. Y así fue.

Con mi cuerpo sucedió lo mismo: tomé la decisión de no hacer una dieta por un tiempo. Me dije que hasta que no lograra poder comenzar una dieta con absoluta tranquilidad y paz mental no la iba a hacer. No me importaba si eso significaba aprender a vivir feliz siendo gorda de por vida. Lo importante fue decirme que no seguiría ninguna dieta si no me encontraba en paz con ella. Básicamente, que si no perdía el peso mental, mi cuerpo tampoco lo haría. Fue mi manera de comenzar este proceso paso por paso, tomase lo que tomase. Sentí que esta decisión era un acto de amor hacia mí misma. Un acto tierno para por fin darme un respiro y concederme todo el tiempo que necesitase. Mi propia medicina. Como si estuviese ayudando a mi mejor amiga o futura hija a sanar.

Había vivido gran parte de mi vida en una cárcel de dietas y obsesión y esta vez decidí ofrecerme el regalo de un buen descanso. Lo que sí me prometí fue que iba a indagar en los pensamientos que me causaran dolor lo más a menudo posible. Entendí que mientras pasaba por todo el proceso de sanar mi bulimia, me convenía no estar pensando ni obsesionándome con las dietas. Básicamente, me centré en sanar y mejorar mi estado mental y emocional.

Esta decisión también significaba que iba a aceptar el tamaño que mi cuerpo pudiera llegar a alcanzar al no estar a dieta. Me dije que si subía de peso lo aceptaría y que si bajaba lo aceptaría. Lo que ocurrió fue que cuanto más cuestionaba los pensamientos que me dolían, más feliz me encontraba en mi piel. Algunos opinaron que tenía que volver a ponerme a dieta. Cuando me sentía mal o dudaba de mi decisión, me preguntaba qué era lo que quería hacer y siempre seguía con mi plan. Me mantuve fiel a mi compromiso porque sentía que aquello era exactamente lo que tenía que hacer. En el proceso, obtuve el regalo de poder tocar mis michelines con ternura. Mirar mis piernas, ver sus partes más gordas y tocarlas con una sonrisa en la cara. Mejor aún, verme al espejo y admirar la inmensidad de mi trasero y reírme y disfrutarlo. ¡Todo lo mío!

Entonces, ¿necesito el cuerpo perfecto? ¿La relación perfecta? (¿Qué es una relación perfecta?). ¿Necesito una carrera exitosa? ¿Y lo que ya tengo? Son respuestas que varían de persona a persona y no te puedo decir la tuya. Es una de las maravillas de la indagación de los pensamientos: cada persona tiene su propia respuesta. Antes odiaba ser soltera porque lo veía como un fracaso. Ahora cada vez encuentro más gratitud por serlo. Hoy me considero una Mariana exitosa y ni siquiera sé si he alcanzado las metas de mi lista. Al sentarme delante de este ordenador me siento bien. Así, tal y como estoy, es como se supone que tengo que ser, verme y pensar hoy: con este trabajo y con este trasero.

CAPÍTULO 5

LO QUE ELLAS TIENEN

Ella es perfecta

Ella es perfecta. Cuando camina emana un aire de feminidad y paz. Su cuerpo es delgado y atlético. Su cabello, largo y brillante. Estoy segura de que tiene una vida maravillosa y un novio amoroso, guapo, honesto y respetuoso. Seguro que sus amigas son leales y solo le desean lo mejor. Todo el mundo la respeta y la quiere. Va a ser exitosa, se casará con su gran novio y será feliz para siempre.

Como parte de mi terapia hice una lista de todas las cosas que creía que las mujeres delgadas tenían y yo no. El resultado fue increíble. Resultó que los juicios más severos y vergonzosos que en su día acusé a más de uno de tener, yo los tenía. Todos esos comentarios que la gente hacía sobre las mujeres delgadas y bonitas, yo los creía. Esos que sitúan a estas mujeres por encima de las demás. Cuando escuchaba alguno de estos comentarios siempre los consideraba superficiales y prejuiciosos. Fue impactante encontrar mi propia superficialidad y prejuicios.

Escribir esta lista fue difícil para mí. Me hizo entender cómo estaba considerando a mi cuerpo y lo que perder peso implicaba para mí. Vi claramente una foto de todo lo que creía que iba a obtener si perdía peso. Finalmente pude investigar si eso era cierto. *¿Puedo saber con absoluta certeza que si pierdo peso obtendré esas cosas?* Las respuestas eran difíciles de tragar. Rompían lo que durante años fue para mí una especie de religión. Y la verdad es: no, no puedo saber con certeza que voy a ser más feliz si fuera más delgada. Esta conciencia me devolvió a mí misma. Al presente. Estaba viviendo en un futuro mental de una vida feliz que nunca llegaría y me incapacitaba para tener una vida feliz y presente hoy.

Quiero ser delgada

Siempre he querido ser delgada. Incluso cuando estaba a dos kilos de alcanzar mi peso ideal. Siempre quería perder más.

Este pensamiento comenzó en el primer colegio privado donde estudié en Costa Rica al regresar de Nicaragua. Había una chica en nuestra clase que era "la más bonita, la mejor, la más popular con los chicos, la más femenina, graciosa, etcétera". Ella representaba el ideal de cómo las otras chicas debíamos ser. Muchas trataban de parecerse a ella y aquello era como si en clase hubiera cinco Marías. Yo ni siquiera lo intentaba. Era consciente de que éramos opuestas, pero secretamente deseaba ser como ella.

No he visto a María en años y su recuerdo siempre se ha quedado conmigo. Era una chica de baja estatura, pelo lacio y fino, callada, reservada, muy delgada, con senos pequeños... Mi cuerpo es 100% latino. Caderas anchas, cintura y torso delgado, pechos de buen tamaño, un trasero con vida propia, piernotas fuertes y entradas en carnes, pelo rizado, abundante y también con vida propia. Además de eso, gritona, mal hablada y atolondrada. Así que aunque María era completamente mi opuesto, yo quería ser como ella. Era como una referencia de la mujer a la que me tenía que parecer, y para ello, tenía que ser delgada.

Pero ¿qué es ser delgada? Cambia de mente en mente. Cuando digo delgada es lo que yo siempre he creído que es el peso ideal para mí. ¡El look ideal! Para mí es una imagen y para ti es otra. Creo que todas las mujeres saben a qué me refiero. Tal vez haya sido un momento en nuestras vidas que tuvimos "ese peso" o la apariencia de alguna amiga o celebridad. En mi mente, ser delgada era igual a ser feliz. Significaba todo lo que yo creía que no tenía. Con la vida que tenía, con la mente que tenía, todo lo que me faltaba era el cuerpo delgado. Me daría toda la felicidad, seguridad, libertad y paz que anhelaba. Estos pensamientos me causaban una insatisfacción continua. Nunca nada era suficiente. Los estudios, mis amigos, relaciones, viajes, nada era suficiente porque no era delgada. No podía realmente disfrutar mi vida porque creía que me faltaba algo.

Un ejemplo de esto fue cuando una vez, alrededor de mis veintiséis o veintisiete años (cuando ya había descubierto el Work), estaba en la playa con dos amigas divirtiéndome mucho. Me sentía muy bien conmigo misma. Durante unas cuatro horas nos sentamos bajo el sol riéndonos y disfrutando del verano. Yo llevaba puesto mi traje de baño y me sentía muy bien conmigo misma. Varios amigos se acercaron a saludarnos y en ningún momento sentí la necesidad de taparme ni de esconder mi estómago. Me sentía muy orgullosa de mí misma y feliz de poder disfrutar de la playa y de mis amigos. Cuando me estaba preparando para irme, dirigí mi mirada hacia el paseo y una chica joven me llamó la atención. La observé como máximo durante cinco segundos y seguí con mis cosas. En el camino de regreso comencé a entristecerme. Para cuando llegué a casa me sentía sola y deprimida. Solo quería meterme en la cama, cerrar las cortinas, esconderme y nunca más salir de ahí.

Mientras estaba acostada me pregunté qué me había pasado. *¿Por qué se arruinó todo tan rápido? ¿Cómo un día tan perfecto se estropeó así?* Me dije a mí misma que esta vez ya era hora de averiguar qué estaba pasando. Volví atrás en el tiempo. Repasé mentalmente todo lo que había hecho durante el día y me acordé de la muchacha del paseo. Todo lo que me había dicho en la mente cuando la vi fue: *Qué muchacha más linda.* No entendía qué estaba pasando. *¿Qué pasó en ese momento que me lastimó tanto?* De repente, las lágrimas comenzaron a brotar y lo entendí: esa muchacha representaba todo lo que yo creía que no tenía. En cinco segundos, toda la lista de lo que creía que la gente delgada tenía que yo no pasó por mi mente, y no me había dado cuenta. Así es nuestra mente. Por supuesto que estaba triste: estaba creyendo todos esos pensamientos y ni siquiera sabía que los tenía.

Ahí encontré mi superficialidad e inocencia. Conscientemente nunca se me hubiera ocurrido que una parte de mí creía que las mujeres delgadas tenían todo lo que yo no. Descubrí que me veía a mí misma como una mujer que nunca obtendría las cosas que esa chica del paseo de la playa tenía, que sentía lástima de mí misma y que cada vez que comenzaba algún proyecto había una parte de mí que decía: "No vas a ser capaz". Por fin supe de dónde provenía todo esto. Creía que para ser exitosa o poder cumplir mis metas tenía que ser una mujer con el "peso ideal" y así todo lo bueno en la vida vendría a mí.

Otro gran descubrimiento fue darme cuenta de que muchas veces cuando estaba con mis amigas me sentía menos que ellas. ¿Por qué? La respuesta era que ellas eran "delgadas". Ellas eran las que iban a tener una vida feliz. Nunca tendrían que pelear para obtener nada en la vida. Curiosamente, tanto en Holanda como en Costa Rica mis amigas son mujeres muy hermosas. Puedo volver atrás en el tiempo y recordar cómo proyectaba que mis amigas más bonitas tenían mejores vidas que yo. Nunca he sentido celos o envidia de ellas pero yo las idolatraba porque realmente pensaba que de una manera u otra eran superiores a mí. Que iban a vivir mejores vidas que la mía, y que si yo quería ser feliz tendría que luchar mucho más que ellas. Que si quería realmente alcanzar la felicidad tendría que perder peso y ser igual de bella.

Descubrir lo que se esconde en este sentimiento me llevó a ver lo alejada que había estado de mis amigas todos esos años. Había creado una imagen muy poco real que me había apartado de ellas mentalmente. Pude observar lo mucho que me escondía de mis amigas porque no quería que me vieran como menos que ellas. Lo bello fue darme cuenta de esto y entender de dónde provenía. Sin proponérmelo, mis relaciones con amigas y amigos han cambiado dramáticamente. Veo cómo comparto más de mí misma y cómo estoy más presente al hablar o tomar un café juntas. Veo a mi querida amiga delante de mí y todo lo que veo es belleza. Mi igual.

Ahora también entiendo por qué cada vez que visitaba Costa Rica me causaba tanto estrés y dolor. En Holanda, las mujeres son muy relajadas en todo lo que se refiere a la imagen física. Vivir ahí me proporcionaba cierta clase de descanso interno. Pero Costa Rica es otra historia completamente diferente: las mujeres allí son sumamente bonitas y presumidas. El machismo presente en Centroamérica hace que las mujeres sean sumamente cuidadosas con su físico y que "su venta" sea perenne. Cada vez que asistía a fiestas con mis amigos tenía la impresión de estar en una pasarela de modas y que yo no encajaba porque no me parecía a ellas.

En Costa Rica, y en Latinoamérica en general, por culpa de un patriarcado que nos pone a competir entre nosotras –porque la meta es la atención y aprobación de los hombres–, la presión por alcanzar una belleza irreal es el pan de cada día. Las chicas en general se preocupan por su look muchísimo más que una chica en Holanda, por ejemplo. (A excepción de España e Italia, donde esa presión de cánones de belleza enfermos son también el oxígeno diario). Entonces con cada visita a Costa Rica me confrontaba con aquella durísima realidad en la que no importaba qué tanta ropa linda llevara en el viaje o si adelgazaba antes de viajar, NUNCA estaba al nivel de esas chicas. ¡Nunca!

Me viene a la mente una fiesta de Navidad gigantesca a la que parecía haber asistido todo el mundo. Estuve allí bailando, bebiendo y "pasándolo bien". Pero por dentro me sentía fatal. Ver a aquellas mujeres tan hermosas era como un recordatorio de todo lo que yo creía que no tenía. Era un recordatorio de todo lo que debía hacer si quería ser feliz. Dolía estar en medio de una fiesta genial y sentirme tan mal por dentro. Ahora ya lo entiendo y lo puedo ver claramente, pero en aquel entonces me culpaba por todo ese dolor. Me decía que yo era la causante de ese dolor por no adelgazar y que jamás sería tan feliz como esas muchachas si no adelgazaba. Y era así cómo mi tan esperado viaje anual a Costa Rica también se empañaba con cierta acidez.

Aquí está mi lista. Esto era lo que podía pasar por mi mente en cinco segundos sin ser apenas consciente de ello. Cada vez que estaba cerca de una mujer hermosa y delgada veía todo esto y me recordaba que yo no lo tenía y que nunca lo tendría si no perdía peso. No es de extrañar que muchas veces no quisiera salir de noche. Ni que no quisiera asistir a inauguraciones de galerías o a las actividades de la Academia de Bellas Artes. No importaba lo mucho que trabajara, según mi esquema mental si no me enfocaba en el peso nunca sería una artista exitosa, ni escritora, ni esposa, ni madre, ni nada...

Lo que las mujeres delgadas y en forma tienen que yo no:

1. *Son más felices.*
2. *Tienen más novios.*
3. *Se visten con lo que quieran y están perfectas.*
4. *Son más bonitas.*
5. *Obtienen más respeto de la gente.*
6. *Son admiradas adonde quiera que vayan.*
7. *Son más populares.*
8. *Tienen más éxito.*
9. *Tienen mejor sexo.*
10. *Son más sexys.*
11. *Son más seductoras.*
12. *Son más saludables.*
13. *Son capaces de controlar sus cuerpos.*
14. *Tienen muchos hombres para escoger.*

Viviendo en un puente imaginario

Creer los pensamientos de esta lista me hacía sentir incompleta. Pensaba que nunca iba a lograr nada bueno. Si no alcanzaba esas cosas en mi lista, nunca sería feliz.

Entonces, ¿qué hacía en mi vida presente? La única palabra que me viene a la mente es: SOBREVIVÍA. Me di cuenta de que estaba ausente del presente. No era algo obvio. Estaba ausente en una manera mental. Mientras tomaba café con amigas o simplemente al hablar por teléfono, siempre había una parte mía en otro lugar. Imaginando el menú saludable que había pedido, imaginando cómo me vería en seis meses si cumplía esta o aquella dieta, mirando a la muchacha que acababa de entrar en el bar e imaginando qué tipo de vida tendría y cuánto me gustaría ser ella. Esto no me pasaba todo el día, pero sí por lo menos durante el 80% de mi tiempo.

Esta ausencia mental se generaba con muchos temas: no solo era "cuando pierda peso seré más feliz". También estaba "cuando tenga novio seré más feliz" y "cuando tenga más dinero seré feliz". Era como apretar en mi vida el botón de pausa, una declaración que decía "ahora mismo no puedes ser feliz, espera y mantente ahí porque cuando lo logres podrás serlo".

Tuve una imagen de dónde estaba yo mentalmente cuando pensaba que mi vida sería mejor si fuera más delgada... si tuviese un novio... si tuviese más dinero...

Era una imagen formada por dos islas. Una era la Isla de mi Presente (gorda, fea, insatisfecha, etcétera) y la otra, mi Isla de Sueños (con toda la lista de lo que tendría si fuera más delgada). Yo no estaba ni en mi Isla Presente ni en mi Isla de Sueños. Estaba parada en un puente imaginario que conectaba ambas islas. Es un Puente de ansiedad y miedo constantes. Un Puente eterno porque parecía como si nunca fuera a terminar.

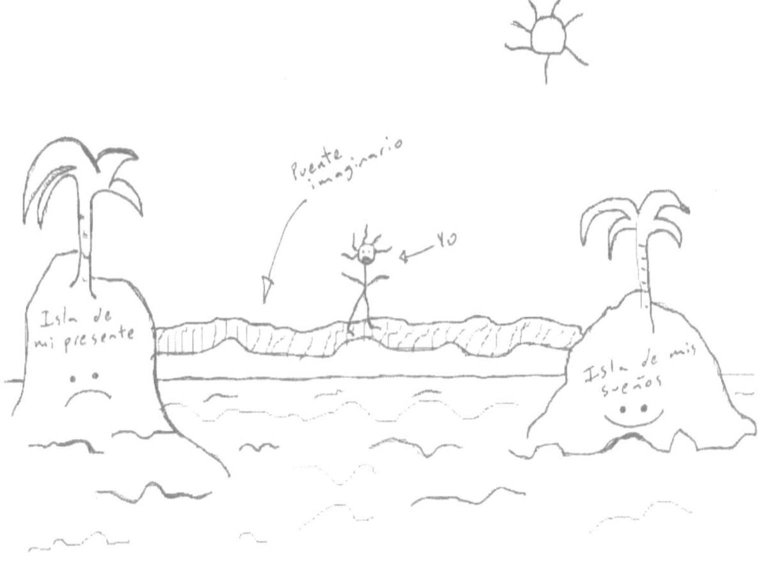

¿Cómo iba a salir de ese puente? Tenía dos opciones: podía salir tratando de hacer una dieta, cumplirla y obtener todas esas cosas. Pero ¿cuánto tiempo tenía que esperar para eso? ¿No podría tomar un atajo? La segunda opción era salir de ese puente y ser feliz en el presente con el cuerpo que ya tenía, porque además ya había comprendido que bajar de peso no me garantizaba toda esa felicidad que anhelaba. La prueba era que la mayoría de las personas que conocía y que tenían esos cuerpos delgados no tenían todo lo de mi lista.

Me cuestioné todos esos pensamientos que pasan en una décima de segundo pero cuyo efecto es tan profundo y pesado como un ancla al caer al mar. Al hacerlo pude ver lo que puede arruinar todo el día en un segundo. Lo que me pasaba cuando estaba en Costa Rica rodeada de mujeres bonitas y me sentía mal por dentro, o por qué podía estar divirtiéndome en una fiesta y de repente querer irme. Finalmente entendí. Fue como encontrar la causa de una enfermedad o matar al mosquito que me causaba todas esas ronchas. Esta lista me ayudó a encontrar más paz y a darme cuenta de que ya tenía todo lo que necesitaba para ser feliz.

Descubrir que estos pensamientos eran falsos y darme cuenta del daño que me causaban me llevó a encontrar una paz desconocida para mí. Mi vida y mis acciones diarias comenzaron a cambiar. Empecé a notar que cuando mujeres delgadas y bonitas estaban cerca de mí, yo sonreía y ahora ya podía mirarlas a los ojos. No tenía pensamientos sobre sus vidas porque me di cuenta de que no tenía manera de saber cómo eran. Realmente entendí que mi vida no es mejor ni peor que la de ellas.

También descubrí que yo ya tenía todas esas cualidades que proyectaba en esas mujeres. Es como dicen: "tienes que tenerlo, para poder reconocerlo en otros". ¡Era tan nuevo poder entender que yo también era sexy, saludable, respetable y hermosa! ¡¡¡¡No tenía que ver nada con mi peso!!!! Finalmente pude decirme a mí misma todos esos piropos que siempre quise que un hombre me dijera. Lo divertido es que cuando algún hombre me decía alguno yo solo sonreía y concordaba con él para mis adentros. Esta vez no deseaba que se quedara en mi vida para siempre.

Fue en Costa Rica cuando comencé a darme cuenta de este cambio en mí. Recuerdo una anécdota que viví con un amigo que no era muy cercano a mí, pero que era parte del grupo de mis amigos. Antes de haber encontrado el Work, sus miradas siempre me hicieron sentir muy mal, porque me observaba con verdadero asco. Él me tenía mucho cariño, pero odiaba mi cuerpo y el hecho de que tuviera peso extra. Era evidente. No les puedo explicar las miles de veces que lo descubría mirándome de reojo con desaprobación y hasta desagrado. Cuando comencé a hacer el Work y entender que esta gente está igual de enferma que estaba yo, aprendí a no tomarme esas miradas como personales. Aprendí a entender que este chico tenía una obsesión por la imagen donde solo pueden existir cuerpos delgados. Si él no lograba guardar su rencor hacia mi cuerpo, imagínense el terror que sería vivir dentro de esa mente. Imagínense que este mismo chico un día me dijo que yo parecía empleada doméstica por el color rojo con el que me había hecho el pedicure. Está claro que su corazoncito tenía mucha suciedad para creer, en primer lugar, que eso era un insulto, y en segundo lugar, por creerse con el poder sobre los demás de darme una opinión como esa por el color de mi esmalte.

Recuerdo un paseo a la playa en el que salí en mi precioso traje de baño nuevo y sabía que él me iba a ver. Fue luego de haber hecho el Work, y me dije a mí misma: *míralo con amor, es una pobre víctima de esos pensamientos enfermos de nuestra sociedad.* Pasó algo curioso, al salir con mis amigas a la piscina, en efecto esta pobre criatura comenzó a mirarme con rechazo, y estaba muy asombrado de que yo me atreviera a salir así, en traje de baño. Al verlo le pregunté:

"¿Qué pasa, Juan, nunca habías visto a una gorda feliz en traje de baño?". Todos se volvieron a mirarlo y él respondió: "No, nunca, y me avergüenza mucho que lo hayas notado. Perdón". Lo que esto detonó fue una conversación super bonita sobre nuestros cuerpos. Para mí fue muy sanador escucharlo a él y a otros amigos admitir el rechazo que tienen a la gordura y cómo eso los avergüenza. No digo que esta conversación cambiara la perspectiva de todas esas personas en ese momento, pero me mostró a mí misma el cambio de mentalidad tan grande que yo ya vivía. Me atreví a cuestionarlo y conversar con cariño lo que por tantos años había observado en él. Y además, me demostró lo mucho que yo ya había podido crecer en este tema y abrazarme mentalmente por esa valentía de quererme.

Estoy muy guapa

Unos años después, también en Costa Rica, asistí a la fiesta de unos amigos. En cierto momento, un amigo muy apreciado me dijo que quería hablar conmigo. Me hice a un lado con él y escuché sus palabras. Me dijo algo así: "Mariana, yo a ti te conocí a través de otros. Ya me habían hablado de ti muchas veces, me dijeron que eras una gorda divina, que me ibas a caer bien y que me ibas a hacer reír mucho. Pues así fue, el primer día que te conocí yo solo vi a una gorda feliz con el pelo rizado, pero ya me caíste muy bien desde el primer momento. Me habían dicho que aunque fueras gorda, eras una mujer muy guapa. Tú sabes cómo es la sociedad, y uno que es hombre cae en esas estupideces de la apariencia física.

Pero tenían razón, eres una mujer muy guapa. Te lo tengo que decir: de verdad eres y te ves muy linda. Es en serio y quería decirte que te admiro mucho". Este amigo es el novio de una amiga mía y esa noche se abrió de esta manera para compartir conmigo sus opiniones. Lo especial de este momento fue que él quería explicarme que sus paradigmas de belleza estaban cambiando gracias a haberme conocido. De repente y por primera vez en su vida, vio a una mujer con cuerpo gordo y pensó que era guapa. Nos conocíamos desde hacía un año y éramos muy cercanos, así que su apertura a hablarme del tema de esta manera tan honesta y admitiendo su superficialidad, estaba completamente justificada. Pero además, le agradecí profundamente su sinceridad, porque él era de esos hombres que solo se relaciona con mujeres que físicamente son la perfección que la sociedad y el mercadeo venden. La vulnerabilidad que se atrevió a compartir valía oro.

Para mí fue maravilloso oírle decir la palabra "gorda" y poder sonreír. Tres años atrás, si alguien me hubiese hablado así me habría muerto por dentro y sus palabras me hubieran insultado y herido. Me hubiera perdido todo el punto de esta conversación: mi amigo estaba compartiendo que le parecía hermosa y que de alguna manera u otra sus paradigmas de la belleza femenina habían sido superficiales antes y ahora notaba que habían cambiado. Fue hermoso oírlo hablar así, con el corazón y con tanta honestidad. Fue un magnífico regalo.

CAPÍTULO 6

QUIERO MÁS

La realidad del Hambre

¿Cómo reacciono cuando pienso "quiero tener una pareja"?

Me pongo ansiosa. Mi corazón late más rápido. Mi mente va a 1000 km por hora. Siento una contracción en mi pecho. Me obsesiono pensando en cómo lo obtendré. Me siento desolada si no lo tengo. Me siento incompleta. Siento que mi vida no estará completa ni llena si no lo tengo. Siento que vivo mi vida en una lucha continua. No estoy presente en lo que pasa aquí, porque vivo en un "sueño" futuro de cómo mi vida sería si tuviera lo que quiero.

¿Cómo reacciono cuando pienso que tengo que ser exitosa?

Me pongo ansiosa. Mi corazón late más rápido. Mi mente corre a 1000 km por hora. Siento una contracción en mi pecho. Me obsesiono pensando en cómo lo obtendré. Me siento desolada si no lo tengo. Me siento incompleta. Siento que mi vida no estará completa ni llena si no lo tengo. Siento que vivo mi vida en una lucha continua. No estoy presente en lo que pasa aquí, porque vivo en un "sueño" futuro de cómo mi vida sería si tuviera lo que quiero.

¿Cómo reacciono cuando pienso que necesito sexo?

Me pongo ansiosa. Mi corazón late más rápido. Mi mente corre a 1000 km por hora. Siento una contracción en mi pecho. Me obsesiono pensando en cómo lo obtendré. Me siento desolada si no lo tengo. Me siento incompleta. Siento que mi vida no estará completa ni llena si no lo tengo. Siento que vivo mi vida en una lucha continua. No estoy presente en lo que pasa aquí, porque vivo en un "sueño" futuro de cómo mi vida sería si tuviera lo que quiero.

¿Cómo reacciono cuando pienso o quiero comida (y no es por hambre)?

Me pongo ansiosa. Mi corazón late más rápido. Mi mente corre a 1000 km por hora. Siento una contracción en mi pecho. Me obsesiono pensando en cómo lo obtendré. Me siento desolada si no lo tengo. Me siento incompleta. Siento que mi vida no estará completa ni llena si no lo tengo. Siento que vivo mi vida en una lucha continua. No estoy presente en lo que pasa aquí, porque vivo en un "sueño" futuro de cómo mi vida sería si tuviera lo que quiero.

¿Cómo reacciono cuando pienso que para ser feliz necesito perder peso?

Me pongo ansiosa. Mi corazón late más rápido. Mi mente corre a 1000 km por hora. Siento una contracción en mi pecho. Me obsesiono pensando en cómo lo obtendré. Me siento desolada si no lo tengo. Me siento incompleta. Siento que mi vida no estará completa ni llena si no lo tengo. Siento que vivo mi vida en una lucha continua. No estoy presente en lo que pasa aquí, porque vivo en un "sueño" futuro de cómo mi vida sería si tuviera lo que quiero.

Darme cuenta de cómo puedo responder lo mismo para todas estas preguntas me llevó a cuestionarme:

¿Tengo realmente hambre?

¿Quiero o necesito realmente una pareja o es mi hambre la que necesito saciar?

¿Se terminará mi hambre al comerme esto o lo otro?

¿Se terminará mi hambre cuando pierda peso y tenga el "cuerpo perfecto"?

Cuestionar mis pensamientos sobre todas las áreas de mi vida que me causan estrés, enojo o tristeza me ha permitido ver que esta "Hambre" es el verdadero problema que tengo que trabajar en mi vida. Es esta Hambre la que me hace querer huir y tomar exageradamente cuando salgo. Esta Hambre también la traduzco como ansiedad. Esa es la ansiedad que nos lleva a buscar refugio en las drogas, en el sexo, en una relación, en el ejercicio sin medida. Esa es la ansiedad que nos hace esclavos de buscar ese orgasmo, ese fix, esa dosis de la droga, esa "paz" después del atracón. No me malinterpretes, amo mi vida social y amo la pachanga. Me divierto muchísimo cuando salgo con mis amigos y tomamos alcohol. Pero tengo que admitir que desde el cole, hay una parte de mí que se esconde en la fiesta y en la bebida. Cuando salgo, estoy tan feliz y a carcajada limpia, entonces no tengo que pensar en todos los dolores que me abruman. Hay una parte de mi vida social y del alcohol que consumo, que me han servido y sirven como pomada o escondite para lo que llevo dentro. Hoy sigo tomando cuando salgo y hay una parte social latina donde el tomar en exceso es casi la norma, pero espero que con el tiempo pueda ir detectando cuánto de esa fiesta es escape y cuánto es verdaderas ganas de socializar. El tiempo me irá dando respuestas.

Discutiendo con la realidad

"Soy amante de la realidad, no porque sea espiritual, sino porque duele cuando discuto con ella". Byron Katie

¿Qué pensamientos me causan esa Hambre?

¿Qué es lo que siento que me hace falta en mi vida?

¿Qué es lo que no me estoy dando que hace que necesite cosas fuera de mí misma?

Cuando pienso que algo en mi vida no debió haberme pasado, estoy peleando con la realidad. Cuando pienso que debería tener algo que no tengo y me duele o estresa, estoy discutiendo con la realidad. Cuando me entristezco porque José escogió a otra mujer para casarse y siento que cometió un error al hacerlo, discuto con la realidad. Este es un concepto que se me hizo difícil aceptar y entender cuando comencé a indagar en mis pensamientos. No quería aceptarlo porque temía que esto me frenara de alcanzar o querer cosas. Tenía miedo de dejar de ser yo misma si vivía una vida en completa paz con la realidad.

Cada vez que pienso cosas como "Mi mamá cometió un error conmigo", "Debería tener más dinero", "Mi papá no debía haber tenido cáncer", estoy peleando con la realidad. Con la manera en que las cosas son. Cuando estoy hambrienta de tener una pareja, ese dinero, el cuerpo perfecto, estoy peleando con la realidad. Y eso me causa dolor. Es aquí donde comienzo a entender el Hambre. El hambre de todo. El vivir una vida en hambre constante.

HAMBRE = ANSIEDAD = QUERER QUE LA REALIDAD SEA
DIFERENTE DE LO QUE ES

No es que yo creyera que todos y todo en la vida tenía que cambiar. Eran esos eventos específicos en mi vida que creía que jamás deberían haber pasado. O esa gente en mi vida que creía que debía ser diferente de como era o hacer las cosas diferente de como las hacía. Esto no significa que yo no debería tratar de cambiar las cosas. O que debería estar de acuerdo con todo el mundo. Si este deseo de que las cosas y la gente cambien me duele o me irrita, es ahí cuando tengo un problema. Es ahí cuando estoy peleando con la realidad y sufro de una u otra manera.

Vivimos en una sociedad que cree que para cumplir metas o hacer cambios hay que estresarse y empujarse a uno mismo a actuar aunque duela. Es normal para mí creer que hay gente que hace las cosas mal y que deberían cambiar la manera en que las hacen. Cuando he indagado en mis pensamientos sobre esas personas y esas cosas he encontrado una paz inmensa. Al fin y al cabo, cada quien tiene su manera de vivir y pensar y tienen derecho a ello. También, he comenzado a notar que cuanto menos me inquieto al trabajar para alcanzar una meta, las cosas parecen conjurarse para llevarse a cabo. Aún cuando los eventos no sucedan como yo crea que tienen que ser. Cuando me enfoco en una meta y lo hago sin estrés, noto que estoy abierta a nuevas posibilidades y respuestas que aparecen por todos lados. También personas que antes me molestaban o no me caían bien, ahora me afectan mucho menos o nada.

¿Cómo reacciono cuando pienso que algo no debería haberme pasado?

Es un infierno. Vivo mi vida en un recuerdo constante del pasado. Me siento víctima de mi propia vida. Creo que nunca seré feliz, porque ¿cómo una mujer con tantos problemas va a poder hacer las paces con todo? Vivo enojada y con un hueco en el estómago. Lo trato de llenar con comida, con la atención de una pareja, con sexo, alcohol, cigarrillos, una *vida social activa, un estatus económico que me dé "paz", o pensando que perder peso me va a hacer feliz y llenaría el hueco. Vivo una vida buscando cualquier cosa que llene el hueco. ¡Nunca nada es suficiente!*

Indagar en mis pensamientos sobre todo lo que creo que no debería haberme pasado o lo que creo que debería pasar ha sido una sanación en sí. Empecé a darme cuenta de que estaba comiendo menos comida basura, que fumaba menos, bebía menos alcohol y ya no me importaba si tenía o no pareja. He tenido estos y muchos otros cambios que han transformado todas las áreas de mi vida en algún nivel. Es como si el hueco se comenzara a llenar poco a poco. El Hambre comienza a saciarse.

Esta es parte de la lista de eventos que yo he vivido pensando que jamás debieron ocurrirme.

Mi lista (resumida)

1. *Nunca debí haber salido con Joe.*
2. *Nunca debí haber molestado a Catalina en primer grado.*
3. *Mi mamá no debió haber tenido hijos tan joven.*
4. *Mis padres nunca debieron haberse divorciado.*
5. *Mi papá no tendría que haber muerto de cáncer.*
6. *Nunca debí haber tenido bulimia.*
7. *No debería tener sobrepeso.*
8. *No debería tener problemas de dinero.*
9. *José debió haberme escogido como su pareja.*
10. *Debieron haberme prestado más atención cuando era una niña.*
11. *Debería ser más sana y estar en forma.*
12. *Tengo que casarme y formar una familia.*
13. *Los profesores de primaria no deberían haberme castigado tanto.*

14. *No debí haber estudiado Bellas Artes.*

Cuando hice esta lista por primera vez, unos meses después de mi primera escuela en Bruselas, me asombró lo lejos que podía viajar en el pasado con mi mente. La lista era de 50 puntos. Fue impactante descubrir cómo peleaba con la manera en que son y fueron las cosas. Cómo peleaba con la realidad. Por ejemplo, no podía creer que todavía sintiera tanta vergüenza de haber molestado a Catalina en primer grado. Cuando indagué en esos pensamientos, la culpa de haberla molestado, lloré. Jamás pensé que acarreaba tanta vergüenza dentro. Durante veintiún años pensé que seguro la había hecho sufrir mucho. Todavía sentía dolor y culpa por ello y probablemente esta mujer ni siquiera se acordaba de mi nombre o existencia. Ahora no sé cómo encontrarla, porque me gustaría disculparme, sin embargo no se trata de ella. Se trata de hacer las paces conmigo misma y ver la niña de siete años inocente y traviesa que yo era. Se trata de perdonarme a mí misma.

Al cuestionar mis pensamientos en los puntos de esta lista he encontrado muchas respuestas a muchos de mis comportamientos. He logrado ver de dónde provenían los ataques de ansiedad, el hambre y los atracones. Hay muchos temas que toco en esta lista y muchos de ellos son muy dolorosos para mí.

Como muestra esta lista, hay muchas áreas donde puedo encontrar de dónde proviene esa Hambre. Yo considero que proviene de nuestro deseo de escapar del dolor. No juzgo estas acciones, para mí la mayoría (comer mucho, beber mucho, fumar mucho, usar drogas o abusar del sexo) provienen de mi deseo de escapar o calmar mi dolor y las cuestiono porque siempre me siento culpable y triste conmigo misma cuando me excedo, y no quiero ese dolor en mi vida. Es rico fumar, sí. Es rico tener una que otra aventura sexual furtiva, sí. Es rico tomar alcohol, sí. Pero también hay una cuerda que nos une a las drogas que tiene que ver con el escape. ¿Quiénes seríamos sin los escapes? A esa Mariana me gustaría algún día conocer.

CAPÍTULO 7

ERES LO QUE COMES

¿Has escuchado esta expresión alguna vez? Está en todos lados. Creo que hasta hay un libro llamado así. Recuerdo que cada vez que escuchaba esta expresión algo dentro de mí se retorcía. O sea, si yo soy lo que como, entonces debo ser basura. Yo sé que esto tiene la meta de informar y motivar a la gente a comer más sanamente. Más frutas, vegetales, agua, etc. Pero ¿qué pasa si odias las frutas o no las comes tan a menudo? ¿Es basura la mitad de la población? Me parece una manera super agresiva de "traer conciencia a la población". Este tipo de expresiones solo logran que queramos escondernos más y que nos den aún más ganas de encerrarnos a comer toda la comida chatarra que se nos cruce. Así de fuerte iba esto dentro de mí misma. Así lo absorbía. Con culpa y reproche. Para mí, esta frase era más una sentencia que un motivador positivo.

En este capítulo hablo de mis pensamientos sobre la comida, patrones alimenticios, dietas y lo que estos han causado en mi vida. ¿Por qué puede ser tan difícil seguir una dieta o por qué durante años sentí que la comida controlaba mi vida?

La comida

La comida es para mí todavía un laberinto. Amo la comida. Vengo de un país donde todo el mundo se queja de no tener dinero y sin embargo los restaurantes y bares están completamente llenos a la hora de almuerzo y doblemente los fines de semana. Nuestra hora de almuerzo en el trabajo puede ser de media hora, pero se disfruta como si fuera de dos. Las fiestas, citas para tomar café por las tardes, cócteles o cualquier actividad social gira alrededor de la comida. Admito que me encanta que sea así. Mis destrezas culinarias y mi pasión por la comida son cualidades de las que me enorgullezco.

Una historia que me encanta creer es que también lo llevo en los genes. Ya sé que no es así, pero hasta en este sentido la comida representa una conexión con mi familia. La familia de mi papá biológico adora comer. Con ellos, de desayuno podemos comer gallo pinto (arroz con frijoles), pan, chicharrones y café con leche. Muchos de mis amigos siempre bromean y recuerdan un episodio en el que fuimos a desayunar a un restaurante después de una fiesta y yo comí mis chicharrones. ¡Es genético! Cuando mi papá estaba recibiendo quimioterapia le recomendaban desayunar ligero, y él se comía un plato de gallo pinto, pan, café con leche, tres bananas y un zumo de naranja antes de ir al hospital. Después de su sesión de quimio, como estaba cansado, se ponía a dormir una siesta. Aun así era un hombre muy en forma y que nunca engordó.

Sin embargo, aquí es donde el laberinto comienza: ¿dónde está el límite? ¿Pongo un límite? ¿Sigo comiendo como me gusta y hago las paces con ser gorda para el resto de mi vida o busco un equilibrio? Esa respuesta es muy personal y cada quien tiene su camino distinto. La sociedad quiere decirnos que la manera es una con un IMC perfecto, porcentajes perfectos y ojalá muy pero muy deprimida. (Sarcasmo).

Lo que me di cuenta después de un tiempo de indagar en mis pensamientos es que estaba en una guerra muy violenta con la comida. Aunque la amaba, también la odiaba. Suena como si estuviese hablando de una persona en vez de la comida, ¿verdad? Lo complicado es que necesito comer para vivir, entonces no puedo decir: "Vale, pues ya no voy a comer más", como lo haría con los cigarros o el alcohol. ¿Cómo arreglamos esto?

Otro punto en este laberinto es el darme cuenta de cuándo estoy comiendo por hambre y cuándo estoy comiendo por ansiedad o por estrés emocional. Dos estados mentales totalmente distintos. La mayoría de las veces puedo diferenciarlos, pero como me he pasado más de quince años solo comiendo lo que me apetecía, es difícil para mí pararlo o equilibrarme.

Otra pregunta es: ¿hay comidas malas y comidas buenas? ¿Cómo reacciono cuando pienso que no debería comer esta "comida mala" y me encanta? ¿Por qué parece que lo prohibido (lo que no es sano y engorda) fuera más rico que lo legal (es sano y no engorda)?

Comidas buenas y comidas malas

No me puedo acordar de cuándo empecé a discernir las comidas buenas y las malas. Creo que fue en el colegio, cuando mis amigas y yo comenzamos a leer revistas juntas y a escoger qué métodos eran mejores para perder peso. Como yo ya llevaba dos años con problemas de sobrepeso, los adultos me daban sus consejos con las mejores intenciones. Pero funcionó completamente al revés. Saber todos esos datos me hizo desear las malas comidas aún más. Crecí comiendo muchas verduras, cereales, carnes y ocasionalmente comida basura. Nunca me interesó demasiado la comida rápida hasta que me sugirieron mantenerme alejada de ella. Aunque, eso sí, durante años estuve obsesionada con el pollo frito y molestaba a mi pobre tía Isabel y al tío Guillermito para que me llevaran a Pollos Archies a comer una y otra vez. Sin embargo, siempre fui una adolescente y niña bastante obediente, y tal vez esta fue mi manera de ser rebelde. Comencé a desear más este tipo de comida rápida y a comer menos de lo que me daban en casa.

Entonces, ¿por qué son las "comidas malas" tan atractivas y las "comidas buenas" tan poco apetecibles para mí? Decidí hacer una descripción de los dos tipos de comidas y de la gente que come cada una de ellas. En este ejercicio dejé que mi mente volara y que mi mano escribiera lo que se me ocurría sin ningún tipo de censura.

Los helados, hamburguesas, patatas fritas, bizcochos, galletas, frituras, pasteles, carne de cerdo, pizza, pasteles de pollo, salsas, pastas, un jugoso y gran bistec, etcétera, son divertidos. Son placenteros. Me siento feliz cuando los como. Me calientan por dentro. Su sensación en mi paladar es gloriosa. Me siento cuidada cuando las como. Cuando comparto una comida de estas con alguien siento una complicidad en el disfrute porque compartimos una pasión por este placer prohibido. Me encanta la gente que come así y que comparte esta pasión por la comida "prohibida". Quien no gusta de estas comidas es aburrido.

Los vegetales, frutas, comidas al vapor, ensaladas sin aderezos y comida vegetariana son aburridas. Cuando pienso en estas comidas veo un castigo. Veo un estilo de vida sin diversión ni sabor. La gente que solo come así es aburrida. Jamás me podría casar con un hombre que comiera así. A mi familia no le gustaría mucho. Comer así demuestra una falta de pasión por la vida. Las personas que solo comen así deben ser malos amantes y seguro que no tienen mucha imaginación.

Sé que son pensamientos extremistas y acusatorios, pero me dejé ir completamente en el viaje de describir lo que viniese a mi mente. Hasta me avergonzaba saber que una parte de mí sí sentía que esto era verdad. ¿Es entonces de extrañar que me mantuviera alejada de las frutas y vegetales? ¿Es extraño que lo que me gustara cocinar fueran comidas con muchos carbohidratos y grasa, aún siendo vegetales? Una ensalada César siempre me la comeré mientras tenga su buen aderezo.

Una vez escuché a Byron Katie describir el bizcocho de chocolate como algo ni bueno ni malo. Lo que pensamos del bizcocho es lo que hace que queramos comerlo o no, y es exactamente lo que mis descripciones demuestran. Cuando como las "comidas malas" estoy recibiendo amor, cuidados, diversión y calor. Es mi asociación con esto lo que hace que siga deseando tanto esta comida. No significa que no sepan rico, pero he notado que al indagar en mis pensamientos como menos de ellas y aumento mi ingesta de frutas y verduras. Antes, todos los días de mi vida comía patatas fritas. Era un ritual. Aún cuando solo comiera cuatro, tenía que hacerlo. Después de indagar en mis pensamientos por un buen tiempo noté que comía menos patatas fritas. Me empezó a sorprender que ni siquiera las deseara. Lo que entendí fue que la función que las patatas tenían en mi vida ya no era requerida como antes. Si antes me estaban dando placer diario, sabor y disfrute, ahora no lo necesitaba más. Esa parte de mí ya estaba satisfecha y la necesidad de las patatas desapareció.

Indagar en los pensamientos sobre vegetales, frutas, comida vegetariana y al vapor me ha llevado a encontrar muchos juicios que también tenía sobre la gente. Me di cuenta de que dividía a la gente. Buena, mala, aburrida, divertida, apasionada... Fue vergonzoso ser honesta. Siempre me consideré muy abierta, y aun así estaba juzgando a la gente dependiendo de cómo comía. ¡Qué patético! Curiosamente, después de meses de explorar mis pensamientos sobre la comida comencé a inventar ideas deliciosas para cocinar vegetales. Sopas deliciosas que solo tenían verduras, agua y un poco de aceite de oliva. Pasteles de verduras que solo requerían dos huevos y una cucharada de aceite. Paellas de verduras. Poco a poco, comencé a darle la bienvenida a los vegetales y frutas a mi vida y empecé a considerarlos comida también. No como un castigo que era forzado en mi vida por especialistas de la nutrición. ¡Ah! Y para ser honesta, salir a cenar a esos restaurantes vegetarianos fue bastante entretenido... ¡y los vegetarianos, también!

Hambre o ansiedad

Queda ya claro que adoro la comida, ¿verdad? Está claro que necesito la comida para sobrevivir, o así dicen, y yo lo creo. Sé que puedo comer mucho, especialmente si es algo que me encanta, y eso lo acepto y nada pasa. Donde encuentro un problema es cuando como por ansiedad. Cuando ya he terminado una comida grande y me siento satisfecha y una hora después quiero más helado. O cuando son las diez de la noche y quiero patatas fritas, Coca Cola y algo dulce, después de haber cenado ya a las ocho de la noche. O algunos domingos que me quedo en casa y paso el tiempo acostada en el sofá viendo películas y comiendo todo el día. Son momentos en los que definitivamente sé que no tengo hambre. Y era en esos momentos en los que me sentía culpable y mal que iba a vomitar cuando era bulímica.

Las comilonas de las que nunca me he preocupado y quiero seguir disfrutando son esas que pasan en Navidad, un cumpleaños, una boda, una cena especial con amigos o los viernes en casa de la familia. Esas comilonas barbáricas y deliciosas quiero seguir disfrutándolas hasta el día en que me muera. El pavo, los purés, la ensalada de manzanas con nueces, los garbanzos con chancho, los plátanos maduros y el arroz... O esa mesa llena de tapas donde uno no sabe por dónde comenzar. Muchos dietistas estarían en desacuerdo conmigo, pero es así cómo escojo vivir mi vida.

Pero cuando tres horas después de una comilona de estas quiero comer pizza, patatas fritas o un helado y devorar y devorar, es cuando sé que no estoy hambrienta. Es más, sé que no estoy disfrutando de la comida. Me la como rápido, la devoro en minutos. Esas son las comilonas que no quiero. Me imagino a una persona cuando necesita una jalada de cocaína y desesperadamente busca privacidad para consumirla. Esa ansiedad que me lleva a comer así es lo que necesito investigar.

A esto le llamamos antojos o caprichos, y muchos regímenes ofrecen tácticas para poder eliminarlos. Si voy a esos momentos en los que tengo estos caprichos, como desaforadamente o busco comida cuando no tengo hambre, veo que estoy con un sentimiento por dentro que no es hambre. ¿Qué es? ¿Qué es lo que ese pedazo de pizza fría me va a dar? ¿Qué es lo que necesito ahí mismo en ese momento? ¿Qué pasó justo antes de que tuviera ese antojo? ¿Qué me pasó por la mente?

He notado que muchos de esos domingos en los que me como la casa entera me siento muy cansada por la semana que acaba de pasar. No estoy al 100%, he dormido de más y el cansancio acumulado por el trabajo de la semana me pide tumbarme a la bartola todo el día. Como mencioné anteriormente, el domingo lo siento como un día para no hacer nada y darme todos los antojos que quiera. Me lanzo a comer todo lo que me encanta y a sentirme satisfecha por dentro. En mi familia, los domingos nos encantaba comer y ver la tele todo el día. Mis hermanos y yo nos tumbábamos delante de la tele y nos pasábamos todo el día vegetando, sin hacer nada. Encargábamos pizza, postres, comida mejicana y así todo el día. Estando sola hago lo mismo y me como la casa. Aunque me doy permiso para hacerlo, sé que dentro de mí hay una tuerca desencajada mientras me atiborro de comida.

En el momento en que estoy buscando esa comida, tengo la misma sensación que cuando busco un cigarrillo, una copa, un abrazo o sexo. Es la búsqueda de esa satisfacción inmediata. Esa sensación que tenemos al tener sexo, cuando nos sentimos amados o con las primeras caladas de un cigarrillo.

¿Qué puedo hacer para prevenir esas comilonas ansiosas o esa búsqueda de satisfacción inmediata?

Recuerdo una noche en Holanda en la que, tras salir de una fiesta, regresaba a mi casa en taxi. Eran como las tres de la mañana, había tomado varios vinos e iba pensando en Joe, un hombre de quien me había enamorado tantos años atrás. En cuánto me hubiera gustado que estuviera ahí conmigo en ese taxi agarrándome la mano, en vez de estar a miles de kilómetros de mí, e inmediatamente pensé: *Bueno, le pido al taxi que pare en el bar de shawarma ¡y a comer rico!* Inmediatamente frené. Me di cuenta de lo que acababa de pasar: en una milésima de segundo pasé de Joe a un shawarma. Básicamente me dije: "Ya que no tengo al hombre, me como el shawarma". Este ha sido uno de los momentos en los que más contenta estuve de haber aprendido a comprender mis pensamientos: antes jamás me hubiera dado cuenta de lo que acababa de pasar. Ahora noto mucho más lo que pasa por mi mente y espontáneamente lo filtro o lo cuestiono. Me pregunto: ¿cuántos shawarmas, pizzas o hamburguesas me habré comido en la vida buscando suplir el abrazo de quien fuera que estaba enamorada en aquel momento? En ese taxi casi me da un ataque de risa, lo que acababa de pasar en mi mente era una bomba. Inmediatamente pensé que, o Joe no me gustaba tanto, o mi verdadero enamoramiento era con el shawarma. Fue un ejemplo exacto de querer comer por ansiedad u otra razón que no fuera hambre. Ahora, años después, me pregunto: ¿si me hubieran puesto a Joe y al shawarma delante en ese momento, qué habría escogido? ¡Quién sabe!

¿De dónde proviene mi ansiedad? ¿Por qué como de más? ¿Qué es lo que necesito saciar? Todavía estoy buscando esa respuesta específica. Todavía estoy trabajando en mí misma y tratando de encontrar respuestas y un equilibrio. Lo que sí tengo claro es que cuanto más indago en lo que pienso sobre estos temas y muchos otros en mi vida (como la infancia o los asuntos familiares), mejor me siento y menos necesidad tengo de buscar esa satisfacción inmediata.

Un ejercicio que a veces practico, y que desearía hacer más a menudo, es coger un papel y escribir todo lo que me está pasando por la mente cada vez que tengo esas ganas de darme un capricho o pegarme un buen atracón. Es difícil, porque son momentos en los que estoy como en trance y mi mente solo dice "PIZZA, PIZZA, PIZZA" o "HELADOS, HELADOS, HELADOS", y frenarla para profundizar en lo que está pasando se me hace muy difícil. Sin embargo, he descubierto que siempre hay algo detrás de ese deseo: cansancio, estrés, enfado, soledad o tristeza. He guardado varios de estos papelitos, y aquí van tres de ellos…

Estoy harta de estas deudas. Hoy me avisaron que tengo dos más. Pareciera como si esta mierda nunca fuera a terminar.

Me siento sola. Hace varios días que no sé nada de Joe. Esto no va a terminar en nada bueno. Siempre lo mismo, y yo como una imbécil aquí esperando. Siempre la misma mierda.

Estoy muerta de cansancio. Hoy trabajé horas extras en el restaurante porque había una fiesta. Para colmo esos bestias de jefes no aprecian mi trabajo y se creen que es mi responsabilidad hacer el trabajo de los que no vienen. Estoy harta de trabajar ahí.

Leer estos papelitos ahora es como una ventana a mi mente para poder verme. Entender un poco esos "trances". El solo observarme es la medicina más efectiva que he encontrado. Medicina que me trae paz y auto-tolerancia.

Dietas y regímenes para perder peso

Las dietas son un castigo. Son castrantes y extremadamente aburridas. Me impiden tener una vida divertida. Les tengo miedo porque si no las cumplo me siento muy mal y me deprimo. Las dietas son imposibles de seguir. Son una manera de oprimir a las mujeres para que sigan el estereotipo femenino y yo no lo voy a seguir. He probado muchas de ellas y he fracasado en todas. Los doctores me dicen que tengo que hacer una dieta y eso me ha amargado muchísimo. Las dietas son una pesadilla y nunca quiero seguir una.

Decidí escribir un párrafo con todo lo que pensaba de las dietas como si fuera una niñita. Sabía que estaba en una etapa en que mi manera de pensar estaba cambiando rápidamente, entonces decidí escribir así para poder mantener una lista lo más pura posible que reflejara lo que realmente pensaba sobre las dietas antes de aprender a investigar mis pensamientos.

¿Te puedes imaginar seguir una dieta con los pensamientos que tengo sobre ellas? Cada vez que empezaba una me estresaba horriblemente, porque la mitad del día me lo pasaba peleando con todos estos pensamientos. La manera en que me motivaba a seguirla era restringiéndome y castigándome a mí misma. *Mariana, haz esto. Mariana, haz aquello. Sé disciplinada. Aprende a seguir un régimen. No seas vaga. No te hagas esto. Tienes que perder peso. Esta vez tienes que cumplir esta dieta. Demuestra a los demás que sí puedes hacerlo.* Esa vez que me fui de vacaciones a España todos estos pensamientos se sucedían en mi mente. ¿Qué tipo de vacaciones iba a tener si ni siquiera podía descansar mi mente?

Cuando abandonaba temporalmente una dieta me sentía tan bien que no me arrepentía de dejarla durante un tiempo. Lo necesitaba para recuperarme del estrés y de la violencia que se llevaba a cabo en mi mente durante la dieta. Pasados unos días, ya volvía a pensar en otra dieta, y así la preparación para la siguiente comenzaba.

Cuando alguien me decía que tenía que ponerme a dieta, yo estaba de acuerdo con esa persona. Concordábamos en que lo que yo necesitaba era disciplina y motivación. Pero aun así, cuando me ponía a dieta me sentía fatal. Usé todos los motivos habidos para motivarme: ponerme linda para un hombre, estar bonita para esa o aquella fiesta, poder usar el bikini más increíble, sentirme orgullosa de mí misma, ganar autoestima, etc. Aun así, seguía viendo a las dietas como a mi peor pesadilla.

Ahora puedo entender lo que pasaba dentro de mí cada vez que empezaba una dieta. Era una guerra violenta que no me llevaba a ningún lado. La primera vez que lo entendí me cayeron lágrimas durante un buen rato. Había sido tan dura y castigadora conmigo misma... Era comprensible que no pudiera haber cumplido ninguna dieta con tantos pensamientos negativos. Finalmente pude ver a la niña dentro de mí sufriendo y sintiéndose castigada todo el tiempo. Todo lo que me repetía era: *¡Con razón!*

Entonces, ¿me pongo a dieta o no?

Esta es tu respuesta para buscar. Lo que estoy notando desde hace largo tiempo es que cuanto más comprendo mis pensamientos, más saludable como y no porque esté a dieta, sino porque lo elijo. Me encanta la sensación de una cena liviana y sentir cómo las frutas me dan energía y regulan mi intestino. Me encanta observar cómo tomar mucha agua hace que mi piel luzca sana. Es una consecuencia natural de indagar lo que pienso. Hay personas que indagando en sus pensamientos han perdido mucho peso, y otras que se han quedado en su mismo peso. Lo maravilloso es ver que todas ellas son mucho más felices que antes y que la cuestión del peso pasa a un segundo plano.

Escoger una dieta o régimen de ejercicios

Escoger una dieta o régimen de control de peso ha sido un proceso largo para mí. Me he tomado mi tiempo hasta sentirme lo suficientemente segura y en paz para escoger una. He hecho y hago mucho trabajo con mis pensamientos para seguir explorando este tema que ha sido tan doloroso y estresante en mi vida. La diferencia ahora es que busco una dieta por razones mucho más sanas y pacíficas. Me interesa poder hacer trabajo físico sin que me duelan o se me hinchen las piernas. Me interesa que mis problemas con el nervio ciático disminuyan. Quiero tener buenas digestiones y que mi cuerpo esté bien nutrido para poder trabajar sin problemas.

La diferencia es que lo hago desde una perspectiva mucho más pacífica. Decido lo que voy a comer estando en paz. Organizo un poco más mis comidas y sigo disfrutando de ellas. Como mis pizzas o chicharrones cuando realmente tengo ganas y las disfruto, haciendo esos cambios muy paulatinamente.

El ejercicio poco a poco también lo he incorporado a mi vida. Ahora lo veo como una actividad física que necesito para sentirme mejor. A veces camino, otras veces hago treinta minutos de bicicleta, nado o busco una manera de moverme. MOVERME es la clave para mí. Hacer del ejercicio parte de mi vida, como lavarme los dientes, sé que me llevará mi tiempo. A muchas otras personas les funciona ser estrictas con ellas mismas y hacer cambios grandes de una sola vez. Yo decidí hacer las cosas a mi manera e ir implementando los cambios que voy viendo que sí son posibles para mí.

Ahora, quiero dejar algo muy claro: pienso que nadie tiene que adelgazar ni hacer nada para poder ser feliz hoy. Cada quien tiene un camino y tiene total libertad de escoger por dónde comienza y hacia dónde lo lleva. Para mí lo más importante es la paz y salud mental, y si eso significa que no puedo hacer una dieta o se me dispara el estrés y la frustración a niveles que me aturden y afectan mi vida, entonces no voy a hacer esa dieta. Si escoges un régimen, ojalá que sea para ti mismo, por tu bienestar, y nunca para poder agradar o hacer lo que tu familia o amigos te presionan a hacer. Eso nunca funcionará. La clave de una vida feliz con el tema que sea, y definitivamente con nuestros cuerpos, es decidir hacer las cosas para y por nosotros. Nadie más. Además, hay mucha gente que come sano y es sana y tiene peso extra. La salud no la determina un número en la balanza, y si queremos un cambio, primero hay que entender esto.

CAPÍTULO 8

HAMBRE DE MÁS

Antes mencioné el Hambre y cómo se aplica a tantas áreas de mi vida. Puedo ver que cuando quiero algo de alguien o me digo que tengo que tener una pareja ya, siento dentro de mí exactamente lo mismo que siento cuando quiero esas porciones extra de comida. Un fracaso con una expareja puede dolerme y hacerme buscar refugio en la comida y la tele. Con el estrés de querer más dinero encuentro la misma ansiedad que siento al pensar en una pareja, querer esa hamburguesa extra o querer que mi mamá cambie. Todo está relacionado y es increíble verlo tan claro ahora. Comprender de dónde provienen mis pensamientos me ha dado esa claridad conmigo misma y mi vida.

Después de una buena temporada cuestionando a diario mis pensamientos más dolorosos sobre mi familia, los amores pasados y el trabajo, de repente me di cuenta de que ya no estaba comiendo las patatas fritas de todos los días. No lo planeé. Fue una consecuencia del trabajo interior con mis pensamientos. Oí una vez a Byron Katie decir: "Trabajas con tu mente y el cuerpo la sigue". Eso es exactamente lo que pasó. Cuando trabajé con las causas de mi Hambre, mi vida cambió. Cuando trabajo con el pensamiento que crea esa Hambre, mi vida cambia. Fue una sorpresa muy agradable descubrir que todo lo que necesitaba para hacer un cambio en mi vida era trabajar con mis pensamientos, y que el resto lo seguiría. Sonó muy claro en mi cabeza, y en realidad es mucho más fácil que tener que salir fuera a buscar las respuestas.

Historia familiar

Mi historia familiar ha sido un peso asfixiante durante toda mi vida hasta que aprendí a cuestionar lo que pienso. Trabajar con los pensamientos que conforman mi historia personal fue definitivamente lo que más me ha ayudado a hacer las paces con mi imagen. No es que crea que ese trabajo con mi historia familiar esté terminado. Pero el haber comenzado a trabajarla con el Work ha sido la medicina más poderosa en toda esta ecuación.

Mi madre es una mujer que proviene de una familia grande con una historia no siempre fácil o feliz. A los veintiún años se enamoró de un hombre llamado Orlando "El Macho" Gamboa Guzmán. Era mayor que ella, cantante de la Nueva canción latinoamericana, actor y personaje conocido en el ambiente bohemio de San José de Costa Rica. Así nació Mariana Gamboa Miranda. Yo. Al año, mis padres se separaron. Al pasar los años, mi madre se casó dos veces y nacieron mi hermano Esteban y mi hermana Irene. Esos fueron años difíciles para mí, ya que hubo muchos cambios, pero como toda niña me adaptaba y vivía la vida feliz. Fui bastante inquieta, vivía buscando siempre nuevas aventuras. Me iba en mi bicicleta a visitar barrios que me habían prohibido aunque sabía que si me descubrían, aquello me costaría un castigo. Recuerdo amar ese sentimiento de libertad y exploración que me llevaba a lanzarme a semejantes hazañas. Los dos primeros años de primaria los hice en el Conservatorio Castella, una escuela de artes, y tengo que admitir que este colegio despertó en mí una pasión por las artes desde muy pequeña.

Hasta el tercer grado tuve buenas notas, excepto en conducta. La escuela me aburría. Terminaba los ejercicios pronto y comenzaba a distraer a los demás cuando ellos todavía no habían terminado. Escuché miles de veces adjetivos como *maleducada, mala, indisciplinada, mal hablada,* etc. Recuerdo ir a misa con alguna amiga del barrio y su mamá o con mi tía Isabel y observar a las niñas que parecían monjitas: tan calladas, obedientes y buenas. Parecían el ejemplo de cómo yo debía ser. Sus cabellos bien peinados con trencitas y yo con unos rizos silvestres (cuando mi tía no había tenido la oportunidad de cortarlos).

Mi mamá siempre tuvo que trabajar muy duro para alimentarnos y pagar los colegios. Casi nunca podía estar con nosotros, y la empleada doméstica, Sonia, era la que ocupaba ese espacio. Tuvimos la suerte de que Sonia estuviese en nuestras vidas y nos cuidase como lo hizo. Aun así, mamá siempre lograba estar presente en nuestras vidas de alguna manera u otra, y recuerdo perfectamente cómo siempre nos habló a Esteban y a mí con la verdad. Siempre explicándonos el porqué de un cambio u otro y logrando que fuésemos niños bastante maduros y comprensivos. Todavía se me hace increíble cómo mi madre siendo tan joven pudo mantener y criar hijos de la manera en que lo hizo. Durante mi infancia, El Macho fue una figura de fin de semana, con la excepción de los meses que pasé con él cuando mis padres viajaron a Holanda y me quedé en Costa Rica. Él vivía una vida muy ocupada entre su nueva familia, los conciertos, las obras de teatro, los nuevos proyectos, los anuncios de TV y sus fiestas respectivas.

Cuando yo tenía nueve años mi mamá conoció al hombre que vendría a ser un padre presente y activo para mí. Al tiempo de estar juntos nos fuimos todos a vivir con él a Nicaragua. Fue durante el régimen Sandinista, y aquello me resultaba muy diferente a lo que yo estaba acostumbrada en Costa Rica. Había apagones de luz, sequías, y se vendía agua en bolsitas plásticas en la calle. Nuestra casa era fresca y espaciosa, y recuerdo esos años en aquel país como los más felices de mi infancia. Gert, mi papá adoptivo y activo ejemplo en mi vida, trabajaba para la cooperación Belga en Nicaragua y nos pudo ofrecer a mis hermanos y a mí una vida muy cómoda. Además, su amor y dedicación fueron un hermoso cambio para Esteban, Irene y yo. Recuerdo una noche cuando regresé de un paseo, que entré en casa y *daddy* (Gert) estaba dándole de comer a Irene, que tenía alrededor de dos años. Me quedé paralizada en la puerta. Le estaba dando la comida con un amor y enfoque completamente nuevo para mí. Primero, él le daba a ella una cucharadita de comida, y después ella le daba otra a él.

Al poco tiempo nació Nicolás, mi hermano menor, y nuestras vidas una vez más se iluminaron con amor. También vino a ser parte de mi vida la familia de *daddy*, que desde el principio nos dieron la bienvenida en su mundo. Durante los tres años y medio que vivimos en Nicaragua mi padre biológico nunca me llamó ni me buscó. Esto me dolía muchísimo, pero al mismo tiempo ese hueco estaba siendo suplido por este nuevo padre. A los once años hablé con mi madre y le dije que *daddy* había sido más padre para mí en esos dos años que mi papá biológico en toda mi vida. Le pregunté si era posible cambiarme el apellido, y así se hizo: Mariana den Hollander Miranda.

Durante los años en el colegio internacional del que me gradué, viví la vida con pasión. En el verano visitábamos Europa, museos, descubrí a Anna Frank, escribía diarios, pintaba y leía literatura femenina adulta. A los quince años mis papás me mandaron a un tour escolar por Europa donde visitamos las ciudades más importantes. Al año siguiente fui escogida para participar del campamento Legacy International en Bedford, Virginia, en Estados Unidos, para seguir un curso llamado Global Issues. Es un campamento que se basa en inculcar a chicos de todo el mundo tolerancia, respeto, conciencia social, intelectual, ambiental y política para crear nuevos líderes. Nos llevaron a visitar Washington D. C., donde nos reunimos con gente de Amnistía Internacional, visitamos la sede de la ONU y el museo del Holocausto, entre otros. En medio de estas actividades y vida hermosa, las matemáticas y las notas del colegio nunca me importaron demasiado. La gente, el consejo estudiantil de mi colegio, el club de teatro, apoyar al equipo de baloncesto y las actividades del fin de semana siempre fueron mis prioridades. Mis años de adolescencia, este colegio y sus profesores fueron una fuente de enseñanza que hasta el día de hoy influencian quién soy y cómo hago las cosas. Nunca dejaré de agradecer a mis padres el haberme dado libre albedrío en muchos sentidos para buscar mi camino sin críticas ni órdenes.

En estos años de colegio en Costa Rica veía a mi padre biológico una o dos veces al mes. Le oculté mi cambio de apellido. Como teníamos vidas tan separadas, durante un buen tiempo no se enteró de nada. Fue a través de una muchacha que asistía a mi colegio que se enteró. Mi padre, en vez de hablar conmigo, me dejó de llamar y no nos comunicamos durante mucho tiempo. La única conexión que tenía con él era a través de su hermana, mi tía Isabel, que siempre siguió buscándome y llamándome. Por eso comprenderán por qué esta mujer es a quien dedico este libro y a quien trato de imitar como ejemplo de vida. En esa etapa comenzó una guerra de amor-odio con mi padre. Por años estuve peleada internamente con él. Aun cuando unos años después me buscó y volvimos a tener contacto, por dentro le tenía mucha rabia. Lo culpaba de haberme abandonado.

En el año 1997 se descubrió que tenía cáncer terminal. Yo estaba estudiando Psicología en Vancouver, Canadá, y mis padres decidieron mandarme a Costa Rica durante las vacaciones de invierno para que pudiera despedirme de él. La visita fue un desastre. Yo estaba tan enfadada con él, y él me miraba con aquellos ojos amorosos que yo no sabía qué hacer. Cuando se despidió de mí, me abrazó y se puso a llorar. Fue terrible. Yo no quería su abrazo, por dentro solo sentía rabia y al mismo tiempo me sentía culpable de ser tan fría y distante.

Mi padre venció al cáncer. Dos años después, regresé a vivir a Costa Rica y volvimos a tener comunicación continua y a formar una nueva amistad. A los meses, el cáncer regresó y él se comenzó a deteriorar. Aun así, me fui acercando cada vez más y genuinamente comencé a disfrutar y anhelar su compañía. Estuvimos juntos, con toda su familia Gamboa a su lado hasta su último suspiro. Logré hacer las paces y pude decirle de corazón que lo quería, que todavía era mi papito. Su muerte fue uno de los momentos más bellos y más tristes que he vivido. Su apego a la vida y sus ganas de vivir fueron las lecciones más profundas que me enseñó en esos últimos meses. Me parezco muchísimo a él: gritona, alegre, pachanguera, exagerada, mal hablada y obsesionada por los chicharrones (solo con él o mi tía Isabel desayunaba chicharrones). Otro gran legado suyo que amo son sus otros seis hijos, que hoy son parte de mi vida y quiero muchísimo. Cada vez que recuerdo a Pá lo hago con amor y risa.

Pocos meses después me fui a vivir a Holanda, donde ya vivían mis padres y hermanos. Al poco tiempo, mis padres se separaron y puedo claramente definir ese momento como una catástrofe en mi vida. Se me derrumbó todo. Jamás en la vida me imaginé que mis papás se podrían separar. Me trajo todo tipo de miedos e inseguridades. Ahí estaba yo, con mis veintitrés años sintiéndome con el mismo miedo y tristeza de una niña de siete años cuyos padres se separan. Después de cuatro "padres", mi plataforma sólida para creer en las relaciones era el hecho de que mis papás estaban juntos y se amaban. Era como: "sí, la vida es difícil, las relaciones son difíciles, pero sí se puede ser feliz y las relaciones sí pueden funcionar. Mis papás son un ejemplo de ello". Me alejé muchísimo de mi mamá y de que tuviéramos una lindísima relación, pasé a sentir rabia y resentimiento hacia ella. Mi madre se fue a Costa Rica y yo me quedé con mi padre en Holanda. Ese cambio fue el detonador más grande para que mi bulimia, obsesión por la imagen y depresión se fueran profundizando.

Te explico: durante mis años del cole, o antes –la verdad es que no recuerdo exactamente cuándo–, aprendí que si quería tener una relación cercana con mi mamá, tendría que desarrollar una amistad con ella en vez de una relación de hija que necesita a su madre. No soy consciente de cómo sucedió, pero así fue. Durante toda mi adolescencia mi mamá era mi heroína, mi ejemplo y mi amiga. Cuando decidió separarse de Gert y separar a la familia, lo hizo de una manera abrupta y de la noche a la mañana. De no haber sido porque mi padre se interpuso apoyado por mis ruegos y desesperación, mis hermanitos menores hubieran volado con las maletas de Holanda a Costa Rica como quien manda el menaje de la mudanza. Al año ellos se mudaron con mi mamá pero pudieron hacer una transición más amable en vez del cambio abrupto que hubiera supuesto un viaje inmediato. Yo tenía veintiún años, y su manera de repetir la historia de su madre de intercambiar hijos como quien se reparte los muebles, me quebró el corazón.

Entre los veintiún años y los veintiséis, a mi madre la veía una o dos veces por año cuando yo iba de visita a Costa Rica. El dolor de encontrarme a una adolescente en cuerpo de mujer, de madre, en cada visita, me fue marchitando el alma profundamente. Además de su amiga, yo jugaba un rol en la familia de ayudante de crianza de mis hermanos. Ir a Costa Rica cada año y observar cómo Nico e Irene vivían en lo que parecía más una residencia estudiantil que un hogar con una cabeza, me destrozaba por dentro.

Con el corazón roto de perder el respeto y amistad con mi madre, más el dolor de ver a mi familia en esta situación, mi mente escapó a un lugar de obsesión que me hizo huir de lo que estaba viviendo como hija, hermana y joven adulta que se adentraba en la adultez. Mi ansiedad me consumía. De niña, los adultos siempre dijeron que yo era muy ansiosa. Mi madre lo repetía constantemente, pero en este punto de mi vida, siendo una adulta joven que se creía responsable de su familia, la ansiedad del dolor que estaba viviendo me carcomía la piel. Aquí mi obsesión por la imagen, obsesión con mi cuerpo, odio y sobre todo el pensar que mi único problema era mi peso, y que cuando lo arreglara toda mi vida iba a ser perfecta, era menos doloroso que sentir lo que estaba pasando en mi familia. Sentía que todo esto era preferible antes que admitir la ansiedad y la depresión que me atacaron en esa etapa. Usaba la bulimia en este punto como un mecanismo para arreglar los atracones de comida que me pegaba a diario.

Cuestionar mis pensamientos me ha ayudado a entender que todos esos momentos duros me han permitido adentrarme más en mí y vivir una vida con más tolerancia hacia todo lo que me rodea. La bulimia y la obsesión por la imagen era mi manera de distraerme con algo que no fuera todo ese dolor que llevaba dentro. El creer que mi problema era solo perder peso hacía que mi verdadero problema, mi verdadero peso, fuera inexistente.

¿Quién serías sin tu historia?

Durante uno de los talleres de Byron Katie, esa pregunta se repetía sin cesar en mi mente. Ella lo preguntaba al grupo en voz alta y yo lo repetía una y otra vez para mis adentros. Como eco. Incluso llegué a sentir náuseas y tuve que ir a buscar un cubo para vomitar. El peso de la respuesta a esa pregunta era tóxico para mí. ¿Quién sería sin mi historia? ¿Quién sería si yo no fuera Mariana, la de la infancia difícil? ¿Quién sería si no fuera esa mujer del grupo con un pasado tan complicado? ¿Quién sería sin el rechazo de mi padre? ¿Quién sería sin la responsabilidad de ser la hermana mayor, habiendo tenido una madre que yo catalogaba de inmadura y poco presente? ¿Quién sería sin todas estas historias?

Descubrí que después de todo, yo no soy mi historia. Que la mujer que está sentada aquí escribiendo es simplemente la mujer que está sentada aquí escribiendo. Esta soy yo. Que todo lo que he vivido es parte de mi historia personal, pero que eso no determina quién soy hoy, ni quién seré mañana. Y de repente, vi emerger en mí la posibilidad de una nueva vida. Como si me hubieran regalado un diario nuevo donde pudiera escribir lo que quiero que me ocurra. Sin pasado. Simplemente una mujer sentada aquí, ahora. El poder, la cordura, la paz, el amor, la curiosidad, la energía y la gratitud que siento dentro de mí cada vez que lo recuerdo es difícil de describir.

Hasta aquel momento, ni me imaginaba que la idea que tenía sobre mi familia fuera una carga tan pesada para mí. Mi pasado familiar estaba determinando toda mi vida como un dictador. Me sentía responsable de mis hermanos y mi hermana. Me sentía una víctima. Sentía que la relación con mi padre biológico iba a afectarme para siempre y me impediría tener una relación romántica sana. Sentía que tenía que darles a mis hermanos mi cuidado y amor para que cuando crecieran no tuvieran los mismos problemas que yo. *¿Quién serías sin tu historia?* Esa fue la primera vez que sentí cómo mi historia familiar determinaba mi personalidad e identidad y que era un gran detonador de ansiedad y estrés en mi vida. Una carga que me estaba ahogando. Tuve entonces un sentimiento de que ya nada era imposible en mi vida. Es por esto que ahora considero que investigar todos los asuntos familiares es una prioridad para cualquiera que quiera tener paz en su vida, ya sea con un psicólogo o con el sistema que le funcione.

Para mí, al menos un cuarenta por ciento de mi sanación de la bulimia vino de investigar mis pensamientos sobre mi pasado familiar y sobre los miembros de mi familia con quienes no tenía paz. (A veces es una incomodidad o resentimiento interno que callamos, pero nos llevamos de maravilla con estas personas en el día a día). Mientras me enfocaba en querer perder peso, alejaba de mi mente el dolor que mi historia familiar estaba creando en mi vida. Por esta razón, creo que los desórdenes alimenticios y la obsesión por la imagen eran solo síntomas de un problema mucho más complejo. En mi caso, ese dolor estaba relacionado a mi historia familiar.

Relaciones

Mis pensamientos acerca de mi peso siempre han influenciado negativamente mis relaciones amorosas. Recuerdo que después de aquella primera relación con Teddy, me creía fea. En esa relación nunca escuché palabras amorosas o de halagos. Lo más dulce que ese hombre me dijo alguna vez fue: "Te ves bien hoy". Claro, para mí esos eran momentos de gloria. Como si fuera la reina del mundo.

Al conocer a mis veinte años al que pasó a ser mi segundo amor y el más profundo, todo cambió. Recuerdo que una noche salimos en un grupo grande. Ya entre él y yo estaba claro que estábamos enamorados, pero nos enfocamos en la amistad. A él le tocó llevarnos a todas las chicas del grupo a casa. Lo más lógico teniendo en cuenta dónde vivía yo hubiera sido que fuese la primera en dejar, pero decidió llevar a todas antes y dar toda una vuelta a San José para quedarse conmigo al final. Cuando llegamos a mi casa pasamos adentro a tomar un vino. Todos arriba dormían y hablábamos muy bajo. Cuando él tenía que irse, me di cuenta de que había dejado mi gorro en su coche. El gorro era de mi padre, que lo necesitaba para su cabeza que ya estaba calva por la quimio. Tenía que buscarlo. Fuimos al coche pero no lo encontré, así que él se montó y arrancó para irse. Yo me incliné desde el asiento de pasajero a darle un beso de despedida en la mejilla y nos besamos por primera vez. Fue una explosión de sentimientos. Ambos temblábamos y no podíamos creer lo que estaba pasando. En medio de los besos él me agarró la cara con sus manos y me empezó a decir cuánto le gustaba. Me dijo palabras muy hermosas y cariñosas, y yo me paralicé. No entendía por qué me decía todo eso. Pensé que estaba loco. Prometo que mi cara estaba en blanco y lo miraba como si fuese un pizarrón con ecuaciones de álgebra en vez de un chico hermoso enamorado de una chica. Nos interrumpió la luz del foco de mi tía Marta, que yo sabía que cuando ella pensaba que había ladrones en la calle pegaba tiros al aire con la pistola de su marido para espantarlos. Así que rapidito despaché al guapo para que se fuera sano y salvo a su casa.

Al acostarme y pensar una y otra vez en la noche, no podía creer todo lo que él me había dicho. Comencé a preguntarme el porqué de mi rechazo hacia sus palabras, y entendí que tenía una herida de mi relación anterior y probablemente de toda la vida. Me di cuenta esa noche de que realmente me había convencido de que yo no era hermosa. Que estaba acostumbrada a no escuchar ni una sola palabra amorosa y no podía ver más allá. Jamás imaginé que una misma podía decirse cosas bellas. Mi belleza, pensaba yo, era asunto de otros. Como si alguien tuviera que informarme si soy guapa o no. No sabía que era normal que tu pareja te hable tiernamente, te diga lo mucho que le gustas y le encantas. Con esta nueva relación aprendí que esto sí es lo normal. Para mí fue toda una revelación aprender a escuchar un cumplido, aunque todavía en ese tiempo no me los creía completamente. Ese hombre ha sido para mí esa relación donde hubo conexión y entendimiento desde el principio. Teníamos gustos muy parecidos, nos atraíamos mucho, opinábamos igual y muchas veces no había que hablar para que uno supiera lo que el otro pensaba. De hecho, hasta el día de hoy es un apoyo enorme incluso a la hora de escribir este libro y es alguien que disfruta de mis triunfos y penas como si fuesen suyos.

Aun así, mis relaciones amorosas también han sido grandes detonadores de estrés en mi vida. No recuerdo quién, pero alguien me dijo que los años de mi niñez marcaron mis relaciones con los hombres. Durante años me creí esto y muchas otras deducciones psicológicas según las cuales mi vida y mis futuras relaciones estaban ya predeterminadas. Esas deducciones son aniquiladas cada vez que investigo mis pensamientos, pero tengo que admitir que el tema de las relaciones en general sería algo que con el tiempo iría investigando más y entendiendo mejor. Aún me faltaba experiencia y trabajo en el tema.

Pueden existir muchas explicaciones y razones de por qué mi vida amorosa ha sido como ha sido. Para algunos puede parecer exitosa y para otros, una historia triste. Todo lo que sé es que antes sentía mucho dolor cuando pensaba en mis amores pasados, todavía estaba enfadada con ellos por cosas que habían pasado años atrás y tenía miedo de cómo serían mis relaciones futuras. Ahora, sin importar el proceso psicológico, todo esto me duele al menos la mitad de lo que dolía antes, y ya eso es una mejora.

Todas mis parejas han tenido algo en común: ninguno, por más amor que sintiera por mí, iba a tener una relación normal o convencional conmigo. Sobre todo en el caso que mencioné antes, el chico del coche: las circunstancias sencillamente no nos permitían estar juntos. El resultado de todo esto fue que durante años me sentí poco amada. Tenía pensamientos como: "No me merezco el amor", "Nunca me escogen a mí", "Tengo miedo de estar sola", "Él no me amó lo suficiente", "Siempre escojo mal", "Siempre atraigo a los hombres que están emocionalmente inaccesibles", "Nunca seré feliz en el amor", etc., etc., etc. Si miro mis relaciones pasadas, mi opinión de ellas se divide en dos: una parte mía se regocija por poder decir que realmente he sido amada y he vivido amores hermosos, y otra parte siente que han sido un fracaso porque nunca logré ser oficialmente una pareja, estar "de novia". Este último punto de vista tan doloroso influencia mi comportamiento cuando estoy en compañía de hombres atractivos o cuando conozco a alguien que me gusta.

Cuando estoy interesada en un hombre he notado que en cierta forma me pierdo. Busco y deseo tanto ser aceptada y admirada por esa persona que me olvido de lo que quiero. Noto que espero que esa persona me haga feliz e inmediatamente sueño que me dará esa felicidad que he añorado toda mi vida. Es como ver el amor y la idea de una pareja como la respuesta a todas mis preguntas. Obviamente que le pongo tanto énfasis y estrés a esta relación que termino exhausta. Busco por todos los medios que este hombre llegue a ver en mí a la mujer de sus sueños.

Ser rechazada por los hombres ha sido uno de los miedos más grandes de mi vida, así que me salgo de mí misma para demostrar la gran mujer que soy, aún cuando muy dentro de mí sé que estoy siendo falsa o deshonesta en ese momento. Es como si una fuerza superior tomara el control de mí y la meta fuera "hacerlo mío". O como una batalla a ciegas, porque me descalabro tanto en mis intentos de perfección que si ese hombre llega a interesarse en mí comienza el estrés por averiguar qué parte de todas las que le mostré fue la que le gustó: tener que discernir si es realmente Mariana la que le gustó o la actriz que me inventé para enamorarlo. Ese proceso es como una montaña rusa de emociones, estrés, soledad y frustración. Por supuesto que no es algo que me ocurra conscientemente. Solo después de indagar en mis pensamientos sobre el amor y los hombres en mi vida pude entender lo ahogada que las relaciones me tenían.

A veces podía sufrir tanto al sentir rechazo o abandono en mis relaciones que me enfermaba. Recuerdo una vez que había quedado con mi pareja de aquel momento para vernos en un café cerca de la Universidad de Costa Rica, situado en una calle muy transitada y llena de bares y restaurantes. Lo estuve esperando alrededor de dos horas y en ese tiempo pasó gente que no veía desde hacía años. Aunque me moría de nervios, frustración y tristeza les puse buena cara a todas las personas que me encontré. Mientras esperaba, miraba la TV del café que contaba cómo Pinochet aterrizaba de nuevo en Chile después de haber sido detenido en Inglaterra. Cuando llegué a casa me dio un ataque de llanto mientras miraba las noticias y veía al viejo bajarse del avión como si fuera un pasajero más. Me sentía abandonada, sola y rechazada. No podía creer que mi amor me hubiese dejado ahí como si nada. Sentía asco de todo. De ese Pinochet, de la dictadura y la injusticia, del abandono que sentía en ese momento. No lo podía creer...

A los dos días enfermé del estómago. Vivía con mi madrina, Ana Marta, y la pobre tuvo que levantarse de madrugada tres noches seguidas porque yo me moría del dolor. Tuvo que llamar a mi abuelo Jorge, que es gastroenterólogo, para que fuese a atenderme. Yo soy de las que creen que la mente puede enfermar al cuerpo, y pienso que esa gastritis crónica que el abuelo tuvo que atender dos madrugadas seguidas fue provocada por todos los sentimientos de abandono que sentí aquella tarde. Poco tiempo después supe que él tenía sus buenas razones para no haber acudido a la cita (todavía no eran los tiempos de los celulares en cada esquina). Sentir que me habían plantado y rechazado causó en mí un daño tan profundo que ni mi abuelo sabía qué hacer conmigo, y sin embargo –como pude comprobar después– nada de lo que pensaba era real. Fueron mis pensamientos y deducciones sobre el plantón los que me enfermaron.

Para mí, investigar mis pensamientos una y otra vez sobre estos amores y mis juicios sobre los hombres en general, me ha abierto a un mundo de paz y armonía que me era desconocido. Sé que ahora solo estoy a mitad del camino en esta expedición, y aun así, me siento una mujer más abierta y menos prejuiciosa en cuanto a mis relaciones amorosas.

Cada vez que hago los ejercicios del Work sobre el amor romántico, las parejas pasadas o los hombres en general, absolutamente siempre me encuentro describiendo cómo busco la comida para esconderme de pensamientos estresantes y dolorosos sobre este tema. Ha sido transformador ver que la manera en la que actúo, reacciono, hablo y vivo ha cambiado como resultado de investigar lo que pienso sobre lo que llamamos amor. Sobre todo del amor que me asusta, frustra, enoja y confunde. Indagar en lo que pienso de mis exparejas ha traído mucha paz y libertad a mi vida; cuando lo hago, escribo como si el problema o el rechazo estuviesen ocurriendo hoy. Es muy poderoso poder plasmar en un papel el enojo o frustración con esa persona como si todo estuviera ocurriendo en este preciso momento, como una oportunidad para limpiar hoy lo que ocurrió hace diez años.

Necesito una pareja

Necesito una pareja porque:

1. *Me dará el amor que me hará sentir apreciada.*
2. *Podré tener sexo cuando quiera.*
3. *Podré compartir mi vida con él.*
4. *Me dará más seguridad.*
5. *Podré tener hijos con él.*
6. *Me hará sentir completa.*

Esta era una lista de quince puntos que reduje a seis. Aunque todavía sigo profundizando en mis pensamientos sobre el amor y mis relaciones una y otra vez, este trabajo interno me ha llevado a ver cómo he luchado toda mi vida por conseguir pareja, y cuando la tengo, cómo lucho para no perderla. Esto significa que hay estrés si la tengo y hay estrés si no la tengo. Está claro que el tener o no pareja no es el problema. Soy yo. Mis pensamientos.

Hacer esta lista me aclaró qué tipo de relación específica creía necesitar tan vorazmente en mi vida y me mostró esa parte esclava del amor. La parte que está ansiosa y sufre. Esta lista es como usar una lupa para poder ver mi mente en el área del amor romántico. Además, fue duro para mi ego "intelectual" el ver cómo claramente sí había caído en la trampa convencional de cómo tienen que ser las relaciones y qué esperar de ellas. Nunca antes había sido capaz de observar con tanta precisión lo amargo que se hacía para mí algo tan dulce como el amor. Fue también una clara demostración de cómo esa sed de amor romántico no tiene nada que ver con el amor real. El incondicional. Una vez más se trataba de mi Hambre.

Otros detonadores

Otro detonador de ansiedad muy claro en mi vida es el estrés que me causan los problemas con el dinero. He gastado muchísimo dinero en mi vida. Uno de los refugios que he encontrado para huir de mis ansiedades, además de la comida, ha sido el hacer compras compulsivamente. He gastado mucho en cosas triviales como ropa, cosméticos, carteras o zapatos que no necesitaba. Como siempre he sido partidaria de disfrutar el momento, he estado en números rojos más de una vez por irme de vacaciones, hacer viajes o gastar en exceso con amigos en restaurantes y salidas en grupo. Mi lema ha sido vivir la vida al máximo y preocuparse después. Lo que esto ha provocado fue que las deudas altas se me acumularan. Me tomó tres años de trabajo duro poder ir pagando poco a poco esas deudas. Muchas veces me levantaba por la mañana y tenía miedo del futuro por no saber cómo iba a obtener ese dinero. Pasaba por depresiones cuando las cosas se veían económicamente mal y buscaba refugio en mi casa, la TV y la comida. Al entrar en una zona de pavor por mi futuro financiero, quería ocultarme del mundo y a eso le seguían episodios de atracones y vómitos.

He aprendido a tomar decisiones un poco más responsables. Pero lo que mi trabajo interno me ha dado es una nueva confianza y tranquilidad de que todo lo que necesito lo tengo aquí conmigo hoy.

Hay muchos otros temas que me han causado dolor, estrés, frustración y tristeza en mi vida, y descubrí que para todos mi refugio era la comida:

- Enfermedades
- Dinero
- Trabajo
- La política y los políticos
- Los grupos religiosos
- La pobreza
- Amigos con los que he discutido
- Tráfico
- Contaminación ambiental

Otro de estos detonadores de estrés para mí fue el cáncer. Luego de que mi papá muriera, durante años temí y odié esa enfermedad. Me obsesionaba su impacto. He investigado los miedos y odios que tengo con el cáncer y he llegado a ver que es parte de la vida. Esto me ha servido para aceptar las demás enfermedades. Cada vez que me enfermo, ya no me enfado conmigo o mi cuerpo. Lo acepto, trato de seguir las instrucciones del doctor y he notado una gran diferencia en la eficacia de la recuperación.

CAPÍTULO 9

TRASTORNOS ALIMENTICIOS

<u>Una noche:</u>

Estoy sentada en mi cama viendo la tele, pero realmente no la veo. Estoy preocupada porque mi amado no me llama desde hace dos semanas. Sé que no estaba muy bien, pero ¡vamos! ¿Dos semanas? Trato de centrarme en el show de la tele. La protagonista no tiene ni idea de lo que sufro. "Oh, Mariana, si fueras diferente esto no te estaría pasando. ¿Por qué siempre escoges a los hombres que están emocionalmente inaccesibles? Es como si lo hicieras a propósito. Siempre ha sido así contigo. Los hombres que te gustan no están a tu nivel. Siempre harás lo mismo. Sabotearte. No tienes autoestima. Hay algo que no está bien contigo. Y ahora este problema con el banco lo empeora todo. ¿Cómo vas a pagar todo lo que debes?". En medio de todo esto pido una pizza, una Coca Light y un tiramisú para dos. Me fijo de nuevo en el show en la TV. "Qué bien le queda esa ropa a la protagonista. Mariana, tú jamás podrás ponerte esa ropa con el cuerpo que tienes". Ahora, la protagonista se está besando con un muchacho que conoció en un café. Él es guapísimo y parece muy interesado en ella. "Mariana, ¿por qué no puedes encontrar a un hombre así? Se debe sentir muy bien tener un novio tan guapo". La pizza llega y arraso con ella. Estoy llenísima, pero el tiramisú está llamándome. Me lo como. Siento su suave textura en mi paladar. ¡Esto es el cielo! Lo termino. Vuelvo a la tele y a mis pensamientos. Ya no hay sabor delicioso en mi paladar. Me siento en silencio. Solo existe este dulce sabor. Ahora que ya terminé todo, la comida no me distrae más. Me tumbo en la cama y me siento completamente llena. Me enferma lo llena que estoy. "¿Por qué hiciste eso? No debiste haber comido así. ¿Cómo crees que vas a encontrar o mantener a un hombre si comes de esa forma? Van a huir de ti cuando vean todo lo que comes. Lo enferma que estás". Inmediatamente pienso en ir al baño a vomitar. "No, no lo hagas. Es malo. No". Pienso que mis hermanos están en el cuarto de al lado y mi papá, leyendo abajo. Si voy ahora mismo, no me oirán vomitar. "No, no lo hagas. Esto es malo para ti". Me detengo, después camino hacia la puerta. Pienso qué hacer. Me detengo. Tengo miedo de que me oigan. Abro la puerta y voy al baño. Cierro la puerta y me detengo para asegurarme de que ninguno de ellos esté cerca. "No hay moros en la costa". Abro el grifo y me meto el dedo en la boca. "¿Qué haces, Mariana? ¿Por qué? Tengo que reparar el daño. Era demasiada comida. Tengo que echarla. Me voy a poner como una cerda... Alguien viene... No. Era la tele". Termino y me siento vacía. Me lavo las manos y la cara. Pongo perfume en el baño. "Esto es una locura. Espero que no huelan el vómito". Regreso a la cama y me siento. En la tele, el chico está con la chica. "¿Mariana, por qué hiciste eso? Estás enferma. Esto es asqueroso, pero no puedo engordar más. No puedo engordar más". Esta no es la mujer que quería ser. "¡Qué vergüenza! Mañana no lo haré. Son las 11:30 p. m. y no me ha llamado. Hoy ya no llamará. Si él estuviera aquí esto no habría pasado. Si no tuviera esas deudas con el banco no me pondría tan nerviosa". Bajo las escaleras para traer un poco de leche y galletas. "Tengo que poner algo en el estómago". Pienso a mil por hora, como un tambor. Ruido y más ruido. Hablo con mi padre durante un rato. Le sonrío y regreso a mi habitación. Estoy triste. Tengo sueño. Me siento deprimida y temo el día de mañana. "No creo que vaya a la escuela. Me voy a quedar aquí. No quiero seguir así. Mañana comeré más sano". Apago las luces. Tengo lágrimas en los ojos y la tele sigue encendida. "No me llamó. Lloro. No me gusta mi vida. Así no es cómo la planeé. Me siento tan sola. ¿Por qué siempre me abandonan?". Empiezo a adentrarme en el sueño con la ayuda de las suaves voces de la tele. Las lágrimas todavía caen.

Otro día:

Me acabo de enterar de que mis papás se van a separar. Irene y Nico se van a Costa Rica con mami. Estoy en el tren de regreso de La Haya y me siento fatal. "La familia se va a desintegrar. Nunca nada volverá a ser igual. Irene y Nico se van a sentir tan mal. Me preocupan. No quiero que sufran. No ellos, por favor. El amor no existe. Todo es una farsa. Yo creí que nunca más volvería a vivir algo así. Qué tonta fui al creer que eran una pareja perfecta. ¿Qué vamos a hacer ahora? ¿Por qué me tenía que pasar esto otra vez? Esta vida no es justa. ¡Qué mierda!". Veo a la gente en sus abrigos de otoño por la ventana. Tan ajenos a mi dolor. Tan falsa yo. Los pastos. Las vacas. "Cuando llegue a Oegstgeest voy al supermercado a comprarme cosas ricas. Patatas fritas, dips, Coca Cola, una pizza, chocolate, helados, crema chantilly y sirope de chocolate para los helados. ¡Qué rico! Voy a comer todo lo que me dé la gana y si tengo que vomitar, vomito. Qué me importa. Me lo merezco". Llego a la estación de tren de Leiden y me subo al bus. "No quiero pasar por esto otra vez. Qué vergüenza tener que contar que mis papás se van a separar.

¡Qué horror! Esto sí que no me lo esperaba". Me bajo del bus y compro todas las cosas que tenía planeadas, también pan y cositas ricas para el desayuno de mañana. Llego a mi casa, saludo a todos, me cambio de ropa y me meto en mi cuarto con todo mi botín y la TV. Como, como y como. Afuera están todos hablando y cenando. Les dije que quería comer sola y estar sola. Que fue un día estresante en la academia. Como, como y como. "¡Qué delicia! Esto me encanta, pero qué montón. Ahora lo vomito, no importa". Sigo comiendo y comiendo hasta que ya no puedo más. Hay silencio en mi mente mientras como. Solo existen estos sabores. Este consuelo. "Ahora a vomitar esto. No puedo engordar". Me voy al baño. Me aseguro de que todos están abajo. Abro el grifo y me meto el dedo en la garganta. Cae todo. Lo obligo a salir. Fuera. "Bueno, ya, no hace falta que lo vomite todo. Sí, vomítalo todo". Lo hago. "Ahora lávate las manos, ponte colonia de baño. Todo está bien. Ya está. Ya pasó todo". Vuelvo al cuarto y veo la TV. Poco a poco me empiezo a sentir mal otra vez. Me como más patatas fritas, un poco de Coca Cola y chocolate. "Esta vez no voy a vomitarlo". Me siento culpable, no puedo engordar, y regreso al baño a vomitar. Bajo, me tomo un vaso de leche para calmar mi estómago y vuelvo a subir. "No puedo volver a hacer esto. Pero no importa. Me lo merecía. Mañana comeré más sano y ya está". Me da sueño y me meto debajo de la manta. Tengo un poco de hambre, pero me siento muy cansada. "Estoy harta de todo esto".

Viví muchos años de mi vida con episodios como estos. Variaban. A veces seguía comiendo después de las galletas y la leche y volvía a vomitar. O comía y comía y no vomitaba. A veces tomaba mucho café y fumaba mucho para engañar el hambre y así me pasaba el día sin comer. A veces tomaba fuertes laxantes para deshacerme de lo que había comido y no sentirme tan mal. Hay tantas versiones de cosas que he hecho para no comer, para deshacerme de lo comido o no querer comer, que la verdad ni me acuerdo. Yo personalmente siento que todo es parte del mismo problema. Que todo junto es un problema.

Recuerdo que una persona me escribió al sitio web preguntándome si era un trastorno alimenticio tomar laxantes todos los días. En mi caso, sé que si tomo laxantes todos los días es porque estoy sintiéndome mal con mi cuerpo y estoy obsesionada con la comida, y los tomo para deshacerme de ella cuanto antes. Si eso me estuviera pasando, sabría que algunos pensamientos están causándome dolor y revisaría qué es lo que me está provocando tomar esos laxantes. Así que mi respuesta a esa pregunta sería que sí.

Una chica que conocí en Holanda me contó que vomita siempre. Ella había visto mi sitio web y leyó sobre mi historia con la bulimia, así que se abrió a contarme lo que le ocurría. Me dijo que lo controla completamente y que no siente que tenga ningún problema. Se trata de una mujer muy alegre, espontánea y abierta. En el momento en que me hablaba de su control, yo me congelé por dentro. Me vi sentada en la silla que ella ocupaba y en un instante pude ver cómo ella era yo unos años atrás: creía tenerlo todo controlado y que lo que me ocurría no era nada del otro mundo... Después de esa cita me fui a casa y recuerdo sentir un escalofrío profundo: ¿cuántas personas en el mundo tienen ese problema? ¿Cuántas personas vomitan, toman laxantes a diario o dejan de comer y todavía creen que no tienen ningún problema? ¿Cuánta gente habrá que sí intuye que algo está mal, pero no sabe por dónde empezar?

Para mí, la señal de que algo en mí no estaba bien fue esa vez que vi una foto de Jennifer López y pensé que era gorda. Siempre la había visto como una mujer con un cuerpo perfecto y ahí me encontré llamándola gorda. Fue cuando estaba en medio de una depresión, y en ese momento mi mente estaba comenzando a entrar en una zona peligrosa. Por suerte, unos días después vi aquel show en la televisión que me ayudó a admitir que llevaba ya siete años siendo bulímica. La mujer fuerte, el tronco familiar en el que todos se apoyaban estaba totalmente resquebrajada.

Durante los siete años que duró mi bulimia, solo en los últimos cuatro meses admití que tenía un problema. Aunque yo sabía que estaba haciendo algo que no era bueno para mí, jamás creí que tenía un problema. Jamás pensé que era bulímica, no. "Eso es para chicas tontas y superficiales que no saben lo que es importante. ¿Yo, bulímica? Jamás".

Por eso deseo que este libro pueda llegar, en especial, a todos aquellos que todavía no se han concienciado de lo que les está ocurriendo. Y tal vez no es algo tan trágico como una bulimia, pero sí una obsesión con tu imagen que no logras controlar. Que te domina. Siempre a dieta. Siempre preocupado y nunca en paz. Con este libro solo deseo hacer de espejo para todo aquel que se pueda sentir reflejado. No para autocastigarse, sino para despertar y, amorosamente, investigar qué es lo que necesitamos para estar en paz con nuestro cuerpo.

Yo viví dos tipos de situaciones en mi bulimia. Una, era el sentimiento de querer reparar el error cometido por haber comido tanto. Mi mente gritaba "vomita, vomita, vomita". Ese es el primer episodio que describo al principio. Son episodios en los que se escuchan gritos de rabia, mucha tristeza y una soledad devastadora, además de unas sensaciones inmensas de culpa y vergüenza. La otra situación dentro de la bulimia y que se corresponde con el segundo episodio que describo, era cuando en un estado casi de felicidad sabía que podía recurrir al vómito porque pensaba comerme la casa o el restaurante entero, sabiendo que lo arreglaría inmediatamente con el vómito. Era tanta la necesidad de devorar todo lo que me diera la gana que saber que recurriría al vómito era casi un alivio. Era tanta la necesidad de aplastar y olvidar mis pensamientos que recurría a los atracones de comida con una fuerza fuera de mí misma y con la felicidad de que la disfrutaría en un 100% porque no engordaría ya que la vomitaría después. Esta es la bulimia que más vergüenza me produjo. Siempre temí que alguien me viese comiendo así, porque sabía que mi furia al comer aterrorizaba. Me aterrorizaba. Fueron momentos en los que me sentía como un monstruo incapaz de ser feliz y que asustaría a cualquier hombre que me demostrase amor. Un monstruo feo que no se merecía nada bueno en la vida.

El primer día que investigué mis pensamientos pude estar

agradecida de mi trastorno alimenticio. La bulimia fue una alarma de emergencia que me llevó a ver todo el dolor que se escondía en mí. Pero me dolía pensar en lo que la gente diría sobre mí si supiera que era bulímica.

Esta es una lista de algunas de las cosas que yo pensaba que la bulimia traía a mi vida.

Lo peor de ser bulímica es:

- *Vivo una vida secreta.*
- *Estoy avergonzada de mí misma.*
- *Nunca seré feliz.*
- *Ningún hombre me amará.*
- *Mis amigos me rechazarían si supieran la verdad.*
- *Soy una rara.*
- *Estoy sola.*
- *Me doy asco.*

Ese primer día en el taller del Work, me di cuenta de que había vivido muchos años de mi vida con pensamientos como estos. ¡Con razón tenía tanto dolor! En ese taller encontré una manera de hacer las paces conmigo misma, mi pasado y la gente en él. Recuerdo que después de ese primer día, iba camino a casa y llamé a mi padre. Era su cumpleaños y le dije que mi regalo para él era el disfrute y la libertad que había encontrado en ese día. La certeza de que había encontrado mi manera de sanar. Él estaba en Turquía y yo sabía que se preocupaba por mí. Sabía lo mucho que la bulimia había estado hiriéndome durante tantos años ya que él me había acompañado en la búsqueda de una terapia para curarme.

Entonces, para dejarlo claro, yo me sané de mi bulimia porque trabajé tanto y tanto dolor acumulado por una historia familiar que me ha pesado toda la vida. Una historia en la que yo cargué con el peso de compartir con mis padres la crianza y el cuidado de mis hermanos menores. Un padre ausente. Muchas separaciones de mi madre. Confusión en mis relaciones amorosas con los hombres. Al realmente trabajar estos temas sin miedo y asumiendo que mi paz y tranquilidad estaban en mis manos, comencé a sanar.

Solo con cuestionar mi mente, mi vida ha cambiado. Vivo, me relaciono, veo a los demás y a mí misma de una forma mucho más amorosa. Todo ha ocurrido sin planearlo. Para sanar mi obsesión con el peso e imagen y la bulimia lo que he hecho es investigar mis pensamientos una y otra vez.

Ahora veo la bulimia como algo que solía hacer en vez de una satánica enfermedad. Es como si me estuviera convirtiendo en mi más paciente y tolerante amiga. Solía estar en guerra con la comida y ahora la comida, sin toda esa carga emocional, es solo comida. Todavía hay momentos en que la uso para calmarme, dosificarme o esconderme. Sé que ese será un trabajo que tendré que ir resolviendo o calmando poco a poco. Todavía pienso que tengo kilos que perder y estoy bien tanto si los pierdo como si no.

Hace un tiempo pude descubrir cuánto camino había recorrido y cómo hubo una transformación en mí de la que no tenía conciencia. Una vez más, el hombre del que estaba enamorada decidió apartarse de mi camino. Otra mujer. No me enteré a través de él, sino que lo vi con ella. Además de que todos a mi alrededor

–todos menos yo, obviamente– ya lo sabían. Si bien no éramos pareja y solo nos veíamos de vez en cuando, recuerdo que en ese momento quería morirme. Me fui a un cuarto solitario, me tiré al suelo y me puse a llorar, y mientras lo hacía, mi cabeza explotaba una y otra vez con los mismos pensamientos: "Siempre me pasa lo mismo", "Nunca me aman como tiene que ser", "Él me rechazó", "Es un mentiroso", "Es un cobarde", "Nunca encontraré el amor verdadero". Lloré durante unos veinte minutos. De repente, me calmé, me levanté del suelo y me fui a almorzar. Después de comer en total silencio, cogí papel y bolígrafo y me pasé horas investigando cada pensamiento que pasaba por mi mente. En pocas horas estaba en paz con todo lo que me acababa de ocurrir. Rápidamente pude ver con calma y hasta con amor que su elección no significaba que yo no fuera suficiente para él o que yo debería haber hecho las cosas de otra forma. Pude verlo a él con total amor y entendimiento. Él estaba escogiendo su felicidad y eso implicaba no estar conmigo.

Todo ese día y los días siguientes logré sentirme centrada, enfocada en mí, y cuando sentía ganas de llorar, lo hacía. Eran días teñidos de una especie de melancolía, pero al mismo tiempo llenos de gratitud por estar tan tranquila ante semejante evento. Cuando más necesité mantenerme a mi lado y cuidarme, lo hice. Observé que estaba siendo mi mejor amiga, o lo que más necesitaba en ese momento: mi mejor y más fiel compañera. En los meses siguientes, de vez en cuando me persiguieron estos mismos pensamientos y los investigué una y otra vez. Aun así, estaba tranquila, disfrutaba de mi vida, trabajaba y simplemente vivía en paz. Antes de encontrar el Work, hubiese armado una tragedia de telenovela venezolana. Hubiera llorado. Me hubiera comparado con la otra mil y una vez. Me hubiera martillado con pensamientos de no ser una mujer completa, guapa o lo suficientemente inteligente o especial. Antes, me hubiera ahogado en una depresión muy profunda. Pero por suerte, no fue así. Esa experiencia fue un evento difícil al que me pude enfrentar con paz. Haberlo vivido de esta forma tan pacífica, para mí, fue como presenciar un milagro.

Otra cosa que me ayudó muchísimo fue admitir mi problema y poder hablar de ello abiertamente con familiares y amigos. Es una liberación del ego, gran parte del dolor de la bulimia era tenerla en secreto. El sacarlo afuera fue como soltar un gran peso. Contárselo a mi amiga Cecilia, por ejemplo, me resultaba muy difícil, y al final fue de las que se enteraron de mi problema a través de mi sitio web. Cecilia proviene de una familia bastante conservadora y yo tenía terror de que mi querida amiga no entendiera lo que había vivido y se pudiera a alejar de mí. Cuando hablamos al respecto, lo que recibí fue un apoyo y amor incondicional. No me hizo preguntas y entendió el porqué de mi silencio. Para mí fue una gran evidencia del dolor que me causaba mantener la bulimia en secreto: me alejaba de los que quería y me aislaba en un cuarto donde yo creía estar sola... Porque yo creía que estaba sola y que nadie jamás entendería lo que estaba viviendo. Ver que no era así fue un gran alivio.

Respuestas de una bulímica

Desde que reconocí públicamente mi enfermedad y comencé mi sitio web, muchos amigos, familiares, conocidos y desconocidos me hacen muchas preguntas acerca de la bulimia. Las preguntas se repiten. Todo el mundo quiere saber lo mismo, y eso me demuestra que se sabe muy poco acerca de lo que significa ser bulímica. Estas son algunas de ellas:

¿Por qué vomitabas?

La verdad es que no lo sé. La primera vez que lo hice fue después de una comilona porque me sentía culpable por haber comido tanto. Recordé que la "gente bulímica" vomitaba y decidí probarlo. No me resultó difícil, así que lo volví a hacer una y otra vez.

En los momentos en que iba a vomitar, sentía como si estuviera resolviendo algo. Como si arreglara el error que acababa de cometer: comer mucho.

¿No te daba asco vomitar?

Esa primera vez que vomité sí me dio mucho asco. Las siguientes veces, también. Sin embargo, con el tiempo me acostumbré y se convirtió en una acción automática. Ni me cuestionaba las consecuencias.

¿Qué te pasaba por la mente justo cuando estabas vomitando?

Justo antes de meterme la mano para provocar el vómito pensaba a gritos: *¡Arregla esto! ¡Arregla esto!* En el momento en sí, mi mente se quedaba en blanco. Hay una cierta distancia de la acción, casi como si fuera observadora en vez de la ejecutora.

¿Por qué te pegabas esos atracones?

Esos atracones, cuando son atracones y no parte de una comida, eran un escape. Una manera de poner mi mente en blanco. O una manera de encontrar sabor, placer y éxtasis después de haber vivido una experiencia estresante o dolorosa o haber creído pensamientos que me hacían daño.

Mucha gente en momentos así dice: "Necesito un trago de ron. Un puro de mariguana. Sexo o cocaína". A mí me pasaba por la mente algo así como: "Quiero comer algo". En esos momentos, mi corazón latía más fuerte y las ganas y necesidad de comerme algo rico eran incontrolables. Es como si una fuerza demoledora tomara el control de tu cuerpo y tu mente.

¿Por qué no podías parar la bulimia si sabías que tenías un problema?

Esto es difícil de responder. Cuando estaba en lo peor de mi bulimia, recuerdo que mi mente estaba un poco distorsionada.

Vivía en lo que yo sentía como una cárcel o un callejón sin salida. Solo pensaba en mi peso, en dietas, en revistas de belleza, en lo fea que estaba y lo mucho que necesitaba cambiar. La parte medio consciente de mi mente gritaba: *Para. Estás enferma. Esto no está bien. Así no vas a ningún lado.* Pero la parte distorsionada y la más fuerte, siempre ganaba.

¿No te da vergüenza contar tantos detalles de tu vida?

No.

En esa escuela del Work en Bruselas me abrí completamente frente a cuatrocientas personas una y otra vez. Me di cuenta de que no estaba sola y que de alguna forma todos vivimos lo mismo. Cuando ves a mucha gente cuestionándose sus pensamientos más íntimos y dolorosos y que pareciera que todos tenemos los mismos pensamientos, te das cuenta de que no hay nada que ocultar. Aunque tengamos historias diferentes, los pensamientos dolorosos los compartimos.

¿Son estas enfermedades (trastornos alimenticios) solo de una elite o grupo social?

Personalmente, no tengo los índices o estudios para responder esta pregunta. Me la han hecho muchas veces. Lo que sí puedo decir es que desde que abrí mi página web, mujeres de todo tipo de procedencia y edades me han escrito compartiendo sus historias. Creo que cualquier niño o niña con una vida normal puede estar en peligro de enfermar de un trastorno alimenticio en su niñez o adolescencia. Los medios de comunicación y las redes sociales expresan sus conceptos sobre la belleza física y el éxito tan fuertemente que cualquier persona mínimamente sugestionable y que pase por una etapa difícil es propensa a enfermarse. Yo tenía toda la información al respecto, fui muy instruida en todos los sentidos en el colegio, mis padres eran muy abiertos, y aun así me enfermé.

¿Por qué fue el Work lo que sí te funcionó?

Este trabajo interior no juzga si lo que hacemos es bueno o malo. No me dijo que la bulimia era mala, ni que tenía que parar. Con el Work sencillamente se cuestiona todo lo que duele. Como para mí la bulimia y mi adicción a la comida eran un escape, trabajar ese dolor era lo más urgente que tenía que tratar. Así que mi sanación fue de adentro hacia afuera.

Otro factor muy importante es que no tengo que esperar a una cita para trabajar lo que me molesta o duele. Puedo pasar todo un día o toda una noche investigando mis pensamientos si así lo quiero. Yo misma dirigía mi tratamiento y yo me daba mis propias respuestas.

EPÍLOGO

PONGÁMONOS AL DÍA

Como este libro se escribió hace trece años y mi intención era dejar la voz y la realidad mía de cómo escribía en ese entonces, he decidido contarte aquí un poco de lo que ha pasado desde entonces. Porque claro, la mujer que hoy edita *El peso que más pesa* tiene ya cuarenta y dos años, y no solo quiero ponerte un poco al día de mi vida, sino también contarte partes de mi historia, lo que pasó después de publicar este libro en mayo del 2007.

¿Dónde terminé de escribir el libro?

A mediados del 2006, a dos meses de haber regresado a vivir a Costa Rica, recibí una oferta de unos amigos de irme a Nueva York a vivir y trabajar allí. Ha sido una de las aventuras más raras de mi vida ya que he tenido que hacer labores que jamás me imaginé hacer. Mi colaboración con estos amigos implicó vivir en Hampton Bays en Long Island, levantarme tres veces a la semana a las 3 a. m. para conducir un inmenso camión repleto de pescado por la autopista Long Island Expressway hasta Manhattan y abrirme paso en una jungla de coches, trailers y camiones para participar en Mercados de Granjeros de varias localidades de la ciudad.

La venta de pescado fue muy entretenida y siempre estaba llena de acontecimientos. Pasarse el día en Union Square observando a gente de todo tipo fue como estar en un cine o ser parte de un gran Museo Humano. Todos los sábados hacíamos un mercado en Ingwood, una zona cercana al Bronx muy llena de latinos, y ser testigo de esta comunidad latina viviendo una realidad tan lejos de sus pueblos fue emocionante. Cada vez que entraba con el camión en esta zona, mi corazón latía más fuerte. Era como entrar en el centro de Tegucigalpa con toda la gente vendiendo ropa y alimentos en las calles, combinado con un poco de Manhattan. Pero lo que me encantaba era ver una furgoneta aparcada en una gasolinera con un letrero que anunciaba la venta de ceviche. Al lado de la furgoneta había una mesita con tazones de ceviche que hacían volar mi mente. Era otra dimensión: ceviche al sol o congelado en la gasolinera. Solo en países latinos había visto eso, y hasta el día de hoy me cuesta creer que estaba en Nueva York cuando veía vender ceviche en el estacionamiento de una gasolinera.

Pero esa oportunidad de colaborar con mis amigos me ha dado algo más que una experiencia cultural. He descubierto que si algún día tengo que hacer el trabajo más absurdo de la tierra para comprar frijoles y arroz para mi familia, lo puedo hacer. Esa oportunidad ha extendido los parámetros de hasta dónde puedo llegar si quiero. Y solo por eso es ya en sí una de las etapas más exitosas de mi vida. Fue en Nueva York donde escribí el final de este libro. Fue allí donde firmé mi contrato con mi agente literario en España y allí escuché por primera vez que, en España, Aurea Editores estaban interesados en publicar mi libro. Allí mismo firmé mi contrato con la editorial y allí terminé las últimas palabras de este libro. ¡Qué vida!

Reacciones de amigas a mi nueva manera de pensar

Al regresar a vivir a Costa Rica un año antes de publicar este libro por primera vez en 2007, me reencontré con dos amigas muy queridas a las que llevaba meses sin ver. Ambas tenían muchas ganas de encontrarse conmigo y de saber cómo estaba. Era la primera vez que me veían desde que se enteraron de mi bulimia. Dos personas más de las muchas que nunca supieron nada acerca de mi vida secreta y que lo descubrieron cuando inicié mi página web. Para esa ocasión me vestí con unos jeans normales, una blusa abierta amarilla y mis rizos al aire libre. Me sentía realmente hermosa. Cuando nos sentamos para charlar, las dos me preguntaban sin cesar cómo estaba y cuáles eran mis planes para el futuro. Era una delicia estar ahí una vez más y disfrutarlas como siempre lo hice.

En algún momento, al hablar de mi camino recorrido, les dije algo así: "No se imaginan lo feliz y en paz que estoy de encontrarme en este cuerpo. Ha sido maravilloso darme cuenta de que mi belleza no tiene nada que ver con los kilos que peso. Hoy me siento la Mariana más bella y sexy que haya existido y no he bajado ni un kilo. Es más, engordé unos kilos desde la última vez que me vieron, hace dos años. Esto es ser feliz". Una de ellas estaba muy alegre y casi lloraba de la emoción. Su cara reflejaba total entendimiento. La otra me miraba con interrogación en sus ojos. Me siguió haciendo preguntas, cuestionando mis palabras, y pude ver claramente que no entendía. Ella no creía que fuera posible que alguien pudiera sentirse así de bien sin bajar de peso. Me abrumó que no lo entendiera, y al día siguiente estudié mis pensamientos sobre ella. Solo de esa forma entendí que ella pensaba igual que yo antes de que hubiera hecho las paces con mi cuerpo. Pude ver su inocencia y la mía: ella, una vez más, era yo.

Mi trabajo hoy

Cuando hice el Work en Bruselas, Byron Katie me ofreció ser parte de su staff en futuras escuelas: una propuesta que en su momento me conmovió profundamente. Y en efecto, a partir de la siguiente escuela en Los Ángeles, comencé a ser parte de su staff por los siguientes años. Lo increíble era que aunque iba a estas escuelas a trabajar y apoyar a los participantes, igual mi trabajo conmigo misma solo seguía profundizándose. Así fue cómo también decidí comenzar una página web en el 2005, contando mi historia personal con el Work y además enseñando cómo usarlo. Al publicar el libro, gente en diferentes lugares comenzó a preguntarme por talleres. Así que entre el 2007 y el 2009 me dediqué enteramente a dar talleres en Costa Rica, Holanda e hice giras por México y España. En estos talleres, personas con todo tipo de traumas o razones para estar ahí, venían a aprender cómo usar el Work y trabajarlo en sus vidas. Me tocó trabajar con gente que traía a los talleres traumas familiares, maritales, abuso sexual, odio por su cuerpo, trastornos alimenticios y otros temas. Casi siempre yo era la menor de los grupos, pero el trabajo era grande y hermoso. A través del Work, muchas de estas personas lograban hacer las paces con el tema específico que tenían, y además, llevarse a sus casas una nueva herramienta con la que podrían seguir el cuestionamiento de sí mismas.

A principios del 2009, tuve que dejar de trabajar en estos talleres porque necesitaba un trabajo de tiempo completo para mantenerme. Ni el Work ni las Bellas Artes lograron que dedicara mi vida a mis pasiones. Entré a trabajar en un call center, donde después conseguí un trabajo como especialista en comunicaciones gracias a mi conocimiento y pasión por la escritura en inglés. A raíz de este trabajo, por nueve años me gané la vida como escritora de blogs, *content manager* en una agencia de mercadeo digital y escritora técnica en mi trabajo aquí en Bélgica. A partir del 2018, que perdí mi trabajo como escritora técnica, comencé a dedicarme al arte textil, la costura y el diseño. Fueron dos años que he sentido como un regalo, porque además tuve problemas serios con mi salud que me obligaron a bajar el ritmo de mi vida, incluidas las carreras de media maratón y una maratón completa que hice en abril del 2018. Créanme, yo soy la más sorprendida: siempre odié correr.

Desde que publiqué *El peso que más pesa*, siempre he sabido que iba a escribir un segundo libro sobre relaciones y no fue hasta este año, 2020, que me senté a volver a escribir porque algo en mí me dijo: *Mariana, es hora de retomar lo que hace catorce años comenzaste.* Mientras edito con Erika *El peso que más pesa*, termino mi segundo libro: *La reina del rechazo*. En él hablo del rechazo en mi vida y cómo he aprendido a verlo y manejarlo. En espera, tengo un tercer libro sobre las relaciones –cuyo esqueleto ya está escrito–, en el cual comparto cómo se ha desarrollado ese tema en mi vida después de mucha terapia y un trabajo emocional conmigo misma que comenzó en el 2004.

El peso de mi cuerpo

En el año 2009, mientras decidía buscar un trabajo para mantenerme, una amiga me llamó un día y me ofreció, de la nada, hacerme una manga gástrica gratis. Todo en su clínica estaba listo para hacérmela sin costo alguno. ¿Se imaginan la locura? Claramente ella trabaja en el mundo médico, pero me llamó como si nada a ofrecerme semejante cosa, como quien ofrece un almuerzo gratis en McDonald's. Por supuesto le dije que absolutamente NO. Ella me respondió que lo pensara y que buscara en Internet qué era. Que no era un bypass gástrico, y que era una cirugía poco invasiva.

Yo le dije que lo buscaría, pero por dentro sabía que la respuesta era "no". No entendía por qué ella, sin que yo lo hablara o comentara, me ofrecía esto de la nada. Claro, hoy que lo pienso, yo estaba lo más gorda que he estado en mi vida y era feliz con ello. Yo había decidido que por salud quería bajar unos kilos, pero no estaba en mis planes cercanos ni jamás en la vida se me hubiera ocurrido una idea como esta.

Cuando comencé a buscar contraindicaciones, no encontraba nada que apoyara mi decisión de no hacérmela. Ya que ella fue tan amable de ofrecerla, al menos quería darle una negativa educada de por qué tomaba la decisión de rechazarla. Las contraindicaciones que encontré era que después el estómago crece y que puedes volver a ganar el peso perdido, y los riesgos normales de cualquier cirugía. Pasé horas en Internet buscando cómo decirle a mi amiga que no, y de repente pensé: *a ver, Mariana, te están ofreciendo un regalo de miles de dólares por el que hace cinco años hubieras dado tu brazo derecho, y hoy que te cae en el regazo, ni siquiera lo estás considerando, ¿por qué?* Pues porque no quería exponer mi cuerpo a una cirugía, pero también porque tenía la mente cerrada a perder peso y tampoco me pareció sano.

Dejé la computadora y me puse a pensarlo seriamente. Tuve que admitirme a mí misma que era una posibilidad positiva, ¿por qué no? Sería una ayuda a hacer algo que tarde o temprano quería hacer por mí misma y por mi cuerpo. Comencé a considerar, incluso, que era un poco raro que justo cuando ya no me importaba, apareciera la posibilidad de adelgazar: *¿no será que sí debería tomarla?* Y decidí operarme.

Es importante compartir que cuando tomé la decisión, lo hacía por razones enteramente personales: yo estaba convencida de que era un paso importante para dar ese salto hacia una salud más integral. Lo hacía convencida de que esto era lo mejor para mí y solo me escuché a mí misma. Había gente en mi vida que decía que no lo hiciera y gente que opinaba que sí. No lo hice por la sociedad ni su presión de cánones de belleza que no eran los míos. Estaba convencida de que era mi decisión y de nadie más.

El proceso de la manga gástrica fue muy positivo. Mi amiga me apoyó y acompañó en todo el proceso, así como mi tía Isabel, quien me cuidó durante toda la recuperación. Los kilos poco a poco comenzaron a irse de mi cuerpo y, once meses después, ya tenía el peso que tengo hoy. Por supuesto que el mundo cambió conmigo: no yo con él, pero él sí conmigo. Cambió de todas las formas obvias: la gente en efecto te mira diferente y con más valor. Hasta las personas en mi familia me tratan ahora con más respeto. No sé cómo explicarlo, es una chispa cuando te miran que antes no tenían. Hombres que nunca me habían mirado dos veces, de repente me echaban el cuento. Y todo tiene sentido: en una sociedad patriarcal, la mujer tiene como fin ser del agrado de los hombres y esto hasta el latino más progresista se lo tiene que cuestionar, porque lo llevamos impreso en el cerebro. No lo digo para justificar, pero sí es una manera de entender que lo que hablo de ese valor, es lógico. Lo hermoso fue poder sentir toda esa diferencia y no tomarlo personal gracias a todo el trabajo que ya había hecho con mi mente y mis pensamientos sobre mi cuerpo que en este libro comparto. Si yo no hubiera hecho el cambio mental y emocional que hice al escribir este libro, el proceso de hacerme delgada hubiera sido un martirio; porque la triste realidad es que la gente tiene pensamientos sobre nuestros cuerpos totalmente distorsionados. Tenemos las mentes deformes, no los cuerpos. Y pues gracias a que yo ya había hecho ese cambio, cuando adelgacé, la parte de la aceptación o admiración social me dio igual. Por supuesto que sí hubo mucha gente en mi vida que me miraba y trataba exactamente igual que antes. Su Mariana era la misma entonces y ahora.

Por otro lado, en los primeros quince meses de esa nueva delgadez, por supuesto que ligué más y lo disfruté mientras duró, pero ¿saben qué? Más allá de los ligues, yo quería conexión, y eso no te lo da tener un cuerpo que la sociedad acepte. Un cuerpo delgado no te da una relación feliz, y eso me quedó muy claro. ¿Saben qué sí he podido disfrutar muchísimo? Que mi talla la encuentro donde sea que vaya. ¡Eso sí lo disfruté al principio, aunque me sigue indignando la falta de representación en las tiendas! ¿Poder usar ropa de mi amiga Ceci? ¡Guau! Aunque hoy en día hay muchas tiendas y opciones de ropa hermosísima para cuerpos más grandes, aún falta bastante camino por recorrer. Hasta eso ha cambiado muchísimo en dieciséis años. Otra cosa que he disfrutado mucho fue aprender a hacer ejercicio por gusto, y eso sí fue gracias a la cirugía, pero no porque esta me dio el ejercicio, sino porque cuando decidí operarme me prometí a mí misma que me iba a casar con el ejercicio. O sea, tampoco es un beneficio de haber adelgazado. Ya sabemos que la delgadez no es sinónimo de salud.

Otro factor que comprobé es que, en efecto, a los dos años de operada, mi peso sí comenzó a subir, y ahí me tocó a mí tener que mantener el peso que la cirugía me ayudó a tener. No es fácil, porque cuando la comida es tu mecanismo de lidiar con las emociones, cambiarlo es un trabajo de años. Eso será algo en lo que seguiré trabajando por el tiempo que me tome. Por supuesto que los balances ya no se me hacen tan difíciles, y claro que las patatas fritas ya no son mis compañeras diarias de vida, pero quienes tenemos una relación emocional con la comida, sabemos que darle la vuelta a esa relación es una tarea de amor que toma tiempo.

¿Y adivina qué? Cuando pierdes peso, la gente sigue juzgando constantemente tu cuerpo y te dice su opinión sobre él. Eso es algo que no ha cambiado con la pérdida de peso. Así que sí: yo tenía razón sobre los problemas de peso e imagen corporal en el 2005 cuando empecé a escribir este libro. Esa joven Mariana 40 kilos más pesada hablando en esos videos de YouTube estaba en lo cierto en ese entonces sobre todo lo que había escrito. La sociedad me escucha más ahora, porque me veo físicamente más complaciente con sus estándares, pero esa joven con ese grande y hermoso cuerpo sabía perfectamente lo que significaba la verdad sobre la felicidad y la auto-aceptación. El mundo no estaba preparado entonces para una mujer con un cuerpo gordo que hablaba de felicidad y todavía hoy es bastante intolerante con esa idea. La auto aceptación, el amor propio y la independencia de las mujeres era y sigue siendo una declaración política y social.

Ojo, vuelvo a mencionar que este fue mi camino de vida, pero no creo que sea el ideal. Me operé porque la oportunidad literalmente cayó en mi regazo y la tuve que considerar. Si no, probablemente jamás lo habría hecho. Me operé como quien decide operarse la nariz. Si no lo hubiera hecho, sería la misma Mariana escribiendo, solo que probablemente con un cuerpo un poco distinto, ¡nada más! O tal vez no. Nunca lo sabremos, ni importa. No sé si habría logrado perder peso, de verdad que no lo sé y a esta pérdida de peso no le atribuyo mi felicidad actual ni mi lucidez. Que cada quien encuentre su manera sana y amorosa de cuidarse y de vivir su vida en el tamaño de cuerpo que le toque. Que logremos ser amorosos con nosotros mismos es de verdad la prioridad en mi vida, y por eso también, recientemente, me he interesado por la alimentación intuitiva: salud en todas las tallas. Hay un libro de Evelyn Tribole y Elyse Resch que invita a una amorosa y sana relación con la comida. En Latinoamérica ya hay nutricionistas trabajando con este movimiento y eso me da mucha esperanza.

Cambios en el libro

Este libro fue escrito entre mis veintiséis y veintisiete años y se publicó por primera vez en el 2007, en Barcelona, con Aurea Editores. En ese entonces yo tenía veintinueve años y terminaba mis años veinte con la recién identificada conciencia y seguridad de que los sueños sí se pueden hacer realidad, que la felicidad vive dentro de una misma y que los problemas se tienen que resolver adentro, o nunca se van a resolver. Este libro fue escrito para la mujer que fui en mi adolescencia, en mis veintes, y para la mujer que hoy día, a mis cuarenta y dos años, sigo forjando con mucho trabajo.

Hay muchas cosas que han pasado desde el 2007, cambios de opinión, nuevos descubrimientos, conflictos y luchas por conquistar. Este libro lo escribí para la Mariana adolescente y joven adulta que fui. La que hubiera deseado que alguien le dijera todo lo que descubrí diez años después. No ofrece una solución a tus problemas, pero sí ofrece mi historia, y espero que el saber que no estás sola o solo te anime a buscar ayuda.

En la segunda y tercera edición de *El peso que más pesa* hay un gran cambio: en su primera edición, tenía una segunda parte en la que explicaba cómo trabajar los pensamientos dolorosos con el método del Work que fue creado y es compartido por el mundo por Byron Katie. Si quieres saber más sobre su trabajo y el Work, ella da talleres y charlas en diferentes países. En su web puedes ver información sobre cómo funciona este método: www.thework.com

Esa fue la técnica que a mí me cambió la vida y me sanó de los pensamientos y la obsesión que causaban mi bulimia. Decidí quitarlo, porque he comprobado que lo más importante es compartir mi historia y no necesariamente los detalles del método que usé para liberarme de la prisión en la que vivía. Cada quien que escoja su terapeuta, método o manera de sanar y encontrar su paz y libertad.

Yo, lo que más quiero con este libro, es que haga saber a las personas que lo lean que no están solas a pesar de sus problemas. Que todas, de alguna manera, nos hemos comido el cuento de que nuestros cuerpos nos definen. Que hay que ser flacas, blancas, finas, femeninas, rosadas y violetas para ser mujeres de verdad. Hombres de verdad. Que el dolor, la vergüenza y la soledad que causan el sentirte fea por la razón que sea, son sumamente dolorosas y completamente compartidas. No hay nada que tú sientas que yo no haya sentido. Y al mismo tiempo, te invito a hacer las listas que yo hice en este libro, para llevarlas a tu terapia. De aquí puedes sacar mucho material para discutir con tu psicólogo o para llevar a una terapia que quieras comenzar. Te animo a trabajarte y a vivir una vida donde tú eres quien manda.

NOTA DE LA AUTORA

Este libro es la historia de mi camino y cómo el Work de Byron Katie ha sido la herramienta que usé para sanar. De ninguna forma tiene como intención que dejes de buscar ayuda profesional, otro método alternativo o de hacer dieta. Si tienes un trastorno alimenticio y no has hablado con nadie, te animo a que busques la ayuda necesaria para sanarte. Esta es mi propia experiencia, y mi intención es compartirla con quien la pueda encontrar de utilidad.

Créeme si te digo que mi viaje sobre estos asuntos, y muchos otros en mi vida, todavía no ha finalizado. Tengo mucho trabajo emocional pendiente sobre mi historia que poco a poco voy trabajando. Esto es un camino. Es la vida.

Si disfrutaste este libro o quieres saber más de mi historia o mi nuevo libro, *La reina del rechazo*, visita mi página web (www.marianadenhollander.com) y mis cuentas de Instagram (@marianadenhollander_libros y @marianadhm_art). Si tienes alguna pregunta sobre lo que aquí hablo, también te invito a contactarme.

En esta nueva edición decidí agregar recomendaciones de cuentas de Instagram que puedes seguir si te gustaría tener un feed más diverso (no solo en cuanto a cuerpos, también sexualidades, género y otros temas):

Adriana Convers - fashion blogger plus size (Colombia)

@fatpandora

Antonia Larraín – activista, comunicadora feminista y Body Positive (Chile)

@antolarrain_

Ashley Graham - modelo y activista plus size (Estados Unidos)

@ashleygraham

Black Lives Matter - cuenta oficial #BLM (Estados Unidos)

@blklivesmatter

Body Positive de la BBC - cuenta de representación de la BBC (Inglaterra)

@bbcbodypositive

Brenda Mato - activista y modelo plus size (Argentina)

@brenda.mato

Chimamanda Ngozi Adichie - activista feminista y autora del libro Todos deberíamos ser feministas (Nigeria)

@chimamanda_adichie

Christian Siriano - diseñador de alta costura para cuerpos de todos los tamaños (Estados Unidos)
@csiriano

Dana Falsetti - profesora de yoga con membresía opcional (Estados Unidos)
@practicewithdana

Danae Mercer - sobreviviente de desórdenes alimenticios, enseña cómo el Photoshop y la fotografía alteran los cuerpos (Estados Unidos)
@danaemercer

Eli del Basto - modelo y fashion blogger plus size (Argentina)
@elidelbasto

Gabilú Mireles - coach de autoestima (México)
@gabilumireles

Gabi Fresh - modelo y activista plus size, creadora de una línea de trajes de baño plus size (Estados Unidos)
@gabifresh

I Weigh - cuenta de inclusividad radical fundada por Jameela Jamil @jameelajamilofficial (Inglaterra)
@i_weigh

KeverStar – modelo plus size (Chile)
@keverstar

Leonardo Corro - conferencista queer y body positive (México)
@leocorro

Louis Yupanqui - activista afro trans (Argentina)
@louisyupanqui

Luta Cruz - cantante y activista afro (Chile)
@lutacruz

Megan Jayne Crabbe - activista y autora del libro Body Positive Power (Inglaterra)
@bodyposipanda

Nia Huaytalia - activista indígena chanka neurodivergente no binarie (Argentina)
@haluami

Priscila Arias - modelo y activista plus size (México)
@lafatshionista

Raquel Lobatón - nutricionista salud en todas las tallas (México)
@raquelobaton

Yamila Orozco - modelo plus size (España)

El peso que más pesa

@dolcecurvy

www.ingramcontent.com/pod-product-compliance
Lightning Source LLC
Chambersburg PA
CBHW031228250726
48655CB00005B/1847